NURSING CARE

重症烧伤
临床护理技术
FOR SEVERE BURNS

李孝建　陈丽映　谭惠仪　主编

SPM
南方传媒　广东科技出版社
全国优秀出版社
·广州·

图书在版编目（CIP）数据

重症烧伤临床护理技术 / 李孝建，陈丽映，谭惠仪主编. —广州：广东科技出版社，2022.7
ISBN 978-7-5359-7814-1

Ⅰ. ①重… Ⅱ. ①李… ②陈… ③谭… Ⅲ. ①烧伤—护理 Ⅳ. ①R473.6

中国版本图书馆CIP数据核字（2022）第018054号

重症烧伤临床护理技术
Zhongzheng Shaoshang Linchuang Huli Jishu

出 版 人：严奉强
策划编辑：吕　健
责任编辑：郭芷莹
封面设计：友间文化
责任校对：李云柯
责任印制：彭海波
出版发行：广东科技出版社
　　　　　（广州市环市东路水荫路11号　邮政编码：510075）
销售热线：020-37607413
http://www.gdstp.com.cn
E-mail：gdkjbw@nfcb.com.cn
经　　销：广东新华发行集团股份有限公司
印　　刷：广州市东盛彩印有限公司
　　　　　（广州市增城区新塘镇太平洋工业区十路2号　邮政编码：510700）
规　　格：787mm×1092mm　1/16　印张20　字数340千
版　　次：2022年7月第1版
　　　　　2022年7月第1次印刷
定　　价：198.00元

如发现因印装质量问题影响阅读，请与广东科技出版社印制室联系调换
（电话：020-37607272）。

重症烧伤临床护理技术
编委会

主　编　李孝建　广州市红十字会医院（暨南大学附属广州红十字会医院）

　　　　　陈丽映　广州市红十字会医院（暨南大学附属广州红十字会医院）

　　　　　谭惠仪　广州市红十字会医院（暨南大学附属广州红十字会医院）

副主编　余　惠　广州市红十字会医院（暨南大学附属广州红十字会医院）

　　　　　潘建华　广州市红十字会医院（暨南大学附属广州红十字会医院）

　　　　　张　志　广州市红十字会医院（暨南大学附属广州红十字会医院）

编　委（按编写顺序排序）

　　　　　孟美芬　昆明医科大学第二附属医院

　　　　　陈丽英　广州市红十字会医院（暨南大学附属广州红十字会医院）

　　　　　吴巍巍　吉林大学第一医院

　　　　　周梅香　武警广东省总队医院

　　　　　杨静静　广州市第一人民医院

　　　　　赵汝玲　广州市红十字会医院（暨南大学附属广州红十字会医院）

　　　　　陈瀚熙　广东省人民医院（广东省医学科学院）

　　　　　周继涛　深圳大学附属第一医院

　　　　　祝芳芳　广州市红十字会医院（暨南大学附属广州红十字会医院）

　　　　　胡蓉丽　广州市红十字会医院（暨南大学附属广州红十字会医院）

　　　　　梁　杏　广州市红十字会医院（暨南大学附属广州红十字会医院）

郭洪娟　广东省第二人民医院

王　园　海军军医大学第一附属医院

梁冬梅　肇庆市第一人民医院

熊想莲　佛山市第一人民医院

黎　宁　陆军军医大学第一附属医院

韦　静　惠州市中心人民医院

周　雪　东莞市人民医院

邵　星　贵州省遵义医科大学附属医院

谢肖霞　中山大学附属第一医院

刘红芸　中山市人民医院

李天尹　粤北人民医院

林晓明　广州市红十字会医院（暨南大学附属广州红十字会医院）

罗显利　广州市红十字会医院（暨南大学附属广州红十字会医院）

赵淑婷　广州市红十字会医院（暨南大学附属广州红十字会医院）

王　颖　南方医科大学南方医院

马焕霞　梅州市中医医院

罗雁如　湛江中心人民医院

曹小霞　广东省工伤康复医院

李　婷　广州市红十字会医院（暨南大学附属广州红十字会医院）

王　媛　广州市红十字会医院（暨南大学附属广州红十字会医院）

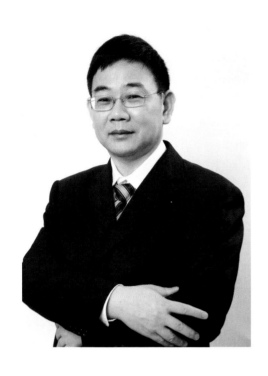

李孝建　主任医师，广州市红十字会医院（广州市应急医院，暨南大学附属广州红十字会医院）烧伤整形科主任、烧伤ICU主任，广州市创伤外科研究所副所长。1987年本科毕业至今，一直从事烧伤临床救治和研究工作，自2004年以来，负责危重烧伤病区（烧伤ICU）的建设与管理，以及危重烧伤患者的救治工作。2006年开始，重点开展"危重烧伤患者MODS（多器官功能障碍综合征）的综合防治""危重烧伤患者的营养支持治疗和代谢调理""危重烧伤患者的呼吸支持"等新技术。在烧伤感染、深度创面的处理和覆盖、营养支持和MODS的综合防治、严重烧伤患者的早期康复与瘢痕防治等方面都有比较深入的研究。近年来，重点关注烧伤一体化救治如烧伤网络建设、危重烧伤的院前急救和转运队伍、烧伤专科ICU建设、烧伤康复及瘢痕防治等。承担多项省、市级科研项目，发表论文60多篇，参与编写专著5部。获广东省科技进步二等奖一项，获全国优秀中青年烧伤专家、广东医师奖、广州医师奖、广州市第五届道德模范、广州市优秀共产党员、人文医师等荣誉称号。2003年开始招收硕士研究生，2010年招收博士研究生，已培养硕士研究生19名，博士研究生4名。兼任中国医师协会烧伤科医师分会副会长，中华医学会烧伤外科学分会常务委员，广东省医学会烧伤学分会主任委员，广东省医师协会烧伤科医师分会名誉主任委员，《中华烧伤杂志》常务编委，《中华损伤与修复杂志》编委，《组织工程与重建外科》杂志常务编委等。

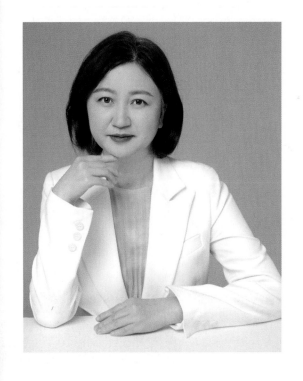

陈丽映　副主任护师，国际伤口治疗师，烧伤与康复专科护士，现任广州市红十字会医院（广州市应急医院，暨南大学附属广州红十字会医院）烧伤ICU护士长。从事烧伤重症监护工作28年，在大面积烧伤及严重烧伤护理领域有丰富的临床经验，特别是应用各项监护技术在急危重症烧伤患者的抢救护理方面有较深体会。主持或参与省、市级课题多项，发表护理论文10多篇，参与编写专著1部，作为项目负责人举办省、市级医学继续教育培训班5期。兼任中华医学会烧伤外科学分会烧伤康复与护理学组成员，广东省护理学会烧伤与创面专科护士临床实践培训基地负责人，广东省护士协会烧伤与创面修复护士分会会长，广州护理学会烧伤创伤整形专业委员会主任委员等。

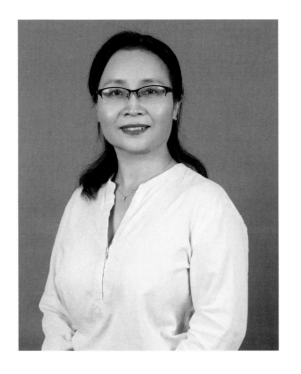

谭惠仪 主任护师，硕士生导师，双硕士（中山大学和香港大学），现任广州市红十字会医院（广州市应急医院，暨南大学附属广州红十字会医院）护理部主任。学术团体任职包括：教育部学位中心全国专业学位水平评估专家、教育部学位中心学位论文通讯评议专家、暨南大学护理硕士专业研究生教育指导委员会委员、广东省护理学会常务理事、广东省护理学会护理行政管理专委会副主委、广东省护士协会副会长、广东省卫生经济学会护理分会副会长、广州市卫生局优秀科技人才、广州护理学会副理事长、广州市护理质控中心副主任、广州市科协委员、等级医院评审员、医院优秀科技人才。广东省、广州市卫生系列高级专业技术资格评审委员会委员。期刊*International Journal of Nursing Sciences*审稿人，《中国临床护理杂志》编委。2010年任广州亚运会医疗服务副经理，2010年9月赴英国学习，2018年6月赴美国学习。至今共培养护理硕士研究生23名。主持和参与各级科研课题20余项，在期刊（第一作者或通讯作者）公开发表学术论文40余篇，其中SCI论文3篇，2013年在《中华护理杂志》上发表的论文被国家"十二五"教材《护理研究基础》整篇引用。作为副主编、编委参编书籍各1部。参与的项目获得国家实用新型专利。所在医院是广东省优质护理服务示范医院，拥有国家、省、市级专科护士培训基地25个。主持的项目分别获广东省护理学会科学技术奖三等奖、管理创新奖等；2019年获评广东省优秀护理科技工作者。

序

重症烧伤患者的治疗，涉及烧伤后的一系列重症医学问题，如烧伤创面的修复以及创面愈合后的康复治疗等诸多领域，是一项复杂的系统工程，其治疗、护理技术与一般专科相比，更具专科特色。烧伤专科的临床护理作为重症烧伤各种治疗方案最主要的执行者和病情变化最密切的观察者，是救治过程中的重要部分。重症烧伤患者的护理工作，从急诊收治患者进行液体复苏开始，直至患者痊愈出院结束，涉及重症病房的消毒管理、各种生命监护和支持设备的操作及监护技术、各种专科治疗设备的使用、烧伤创面的护理等诸多内容，时间跨度长，工作量大，且专业性强。规范的护理技术是专科医疗质量的体现，也是患者安全的依靠，对提高重症烧伤临床护理技术和专科人才的培养十分重要。

广州市红十字会医院烧伤专科ICU，是国内较早开展烧伤专科ICU建设的单位之一，在多年救治重症烧伤患者的临床实践和专科ICU的管理中，积累了丰富的经验。《重症烧伤临床护理技术》一书，是广州市红十字会医院烧伤专科ICU医护人员，联合国内多家单位烧伤专科一线医护人员编写，系统地介绍了烧伤专科ICU的设置、重症烧伤患者的各项护理技术与流程等，内容丰富，实用性强。相信本书在重症烧伤专科的治疗、护理过程中，能起到重要的参考和借鉴作用，也期待国内同行们不断交流、总结经验，不断完善重症烧伤护理技术。

中国工程院院士

全军烧伤研究所所长

上海市烧伤急救中心主任

海军军医大学第一附属医院烧伤外科

教授、主任医师、博士研究生导师

2022年5月

前　言

重症烧伤仍然有一定的死亡率，其救治难度相对较大，病程较长，涉及专业知识面广，特别是涉及重症医学的一系列问题，如器官功能的监护和支持技术等。同时，重症烧伤的治疗中，专科特性明显，需要许多专科设备和烧伤创面的专科治疗、护理技术等。随着时代的进步，重症烧伤的整体发病率明显下降，不少单位救治重症烧伤患者，在需要器官功能监护、支持时，一般都转入综合性ICU内治疗。一旦有特发性火灾事故导致成批重症烧伤患者需要救治时，也多是收治在综合性ICU内，参与救治的医护人员特别是护理队伍，不少是非烧伤专业医护人员，对重症烧伤的专科护理特点和要求、烧伤专科设备的操作等掌握得不是十分熟练，一定程度上影响了重症烧伤患者的疗效。基于此，广州市红十字会医院烧伤专科ICU医护人员，组织国内诸多单位的烧伤专科一线医护专家，编写了《重症烧伤临床护理技术》一书，期望为同行救治重症烧伤患者提供借鉴和参考。

《重症烧伤临床护理技术》共有15章，内容包括烧伤重症监护病房的设置、人员配备、消毒隔离技术、常用仪器操作技术、生命支持设备操作及重症烧伤监护技术、早期处理和转运技术、烧伤休克期液体复苏技术、吸入性损伤护理技术、烧伤创面的护理技术、重症烧伤患者各种管道的固定和护理技术等。本书所有作者均为烧伤临床一线的医护人员，根据自己的临床经验结合参考文献而写，内容翔实、生动，并配有大量的实景图片和说明，便于阅读、理解和记忆。

由于本书的内容多为作者经验总结，涉及的内容广、专业多，且相关学科研究进展迅速，加上编写人员知识和水平有限，书中难免存在不足或需要商榷之处，期望广大读者给予批评指正。

李孝建　陈丽映　谭惠仪

2022年5月

目 录
Contents

✚ 第四章

烧伤重症监护病房常用仪器操作技术

✚ 第五章

重症烧伤早期处理和转运技术

第六章

烧伤休克期液体复苏技术

第七章

吸入性损伤护理技术

第八章

烧伤创面护理技术

✚ 第九章

烧伤感染相关护理技术

✚ 第十章

重症烧伤管道固定技术

✚ 第十四章
特殊原因、特殊部位、特殊人群烧伤相关护理技术

✚ 第十五章
重症烧伤患者护理病例

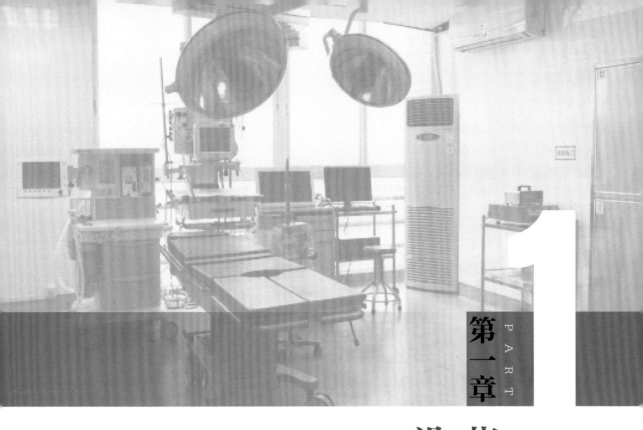

第一章
PART
1

烧伤重症监护病房
设置与人员配备

第一节 烧伤重症监护病房设置

当发生特重度烧伤时，烧伤引起的各种并发症会导致患者的机体功能衰退。伤后所造成的创伤是非常特殊的，尤其是大面积深度烧伤更为严重。患者烧伤后机体会出现相应的应激反应，多种细胞因子、毒素以及炎性介质都会共同参与其中，使得患者的组织脏器血管不断收缩，导致血液循环不足，组织脏器循环障碍，供氧不足，因此为了提高特重度烧伤患者的抢救成功率、降低死亡率，建立重症烧伤病房是必要的。

一、烧伤重症监护病房设置原则

（1）烧伤重症监护病房（burn intensive care unit, BICU）的建设，其病房设置除按综合性ICU的要求外，还要充分考虑烧伤创面容易交叉感染及创面换药等专科治疗需要占用较多空间等专科特点，设置单人病房，占用面积≥20㎡。

（2）具备良好的通风、采光条件，每间病房配备空气消毒机、除湿系统，有条件者设置层流病房，独立控制室内的温度和湿度，冬季室温维持在30~32℃，夏季室温维持在28~30℃，相对湿度不高于50%，以利于创面干燥，防止霉菌。

（3）病房墙面宜贴满瓷砖或者选用易于清洗的材料，天花板也选用易清洗的材料，取消传统的窗帘，改用磨砂玻璃，减少细菌的滋生。

（4）有合理的包括人员流动和物流在内的医疗流向，最好通过不同的进出通道实现，以最大限度减少各种干扰和感染。

（5）病房之间宜用玻璃墙间隔，以满足医护人员对病情的观察，同时避免交叉感染。

（6）宜配置中央生命监护系统（图1.1.1）、病房视频中央监视系统（图1.1.2）、音乐系统。

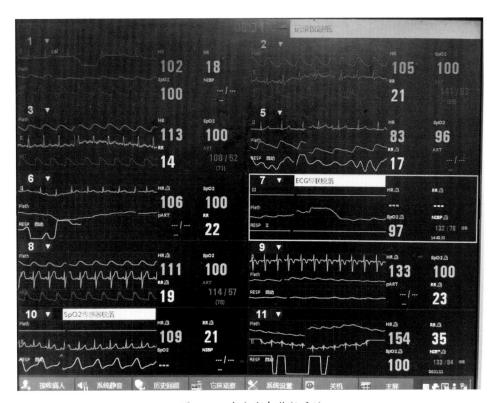

图1.1.1 中央生命监护系统

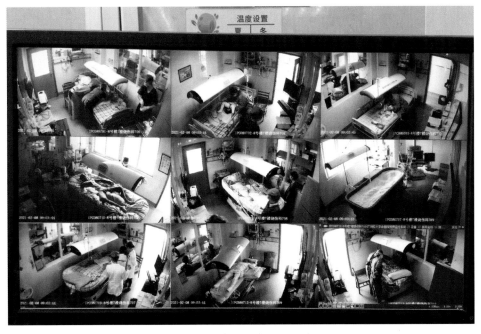

图1.1.2 病房视频中央监视系统

二、烧伤重症监护病房的结构与布局

1. 独立单间病房

（1）病床及床边护士工作站。

（2）病房装有设备吊塔，包含中心供氧装置、压缩空气装置、中心负压吸引装置、承载平台及多用途电源插头等，顶部装有输液轨道。

（3）安装有感应式洗手设施，门外配备免洗手消毒凝胶及检查手套。

（4）物品储存柜、床头柜。

（5）设备设施：心电监护仪、呼吸机、简易呼吸球囊、高效辐射烧伤治疗机、悬浮床、输液泵、注射泵、营养泵、除湿机等。

2. 走廊及探视间

（1）内走廊：运送清洁物品及患者通道。

（2）外走廊：作为垃圾、污染敷料送出通道。

（3）探视走廊：位于病房的一侧，走廊采光、通风良好（图1.1.3），让家属和患者可以面对面交流，可以给患者亲切感，消除孤独感和心理障碍。

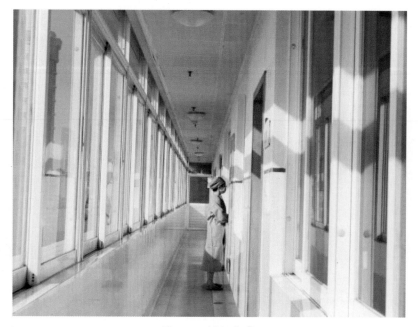

图1.1.3 探视走廊

3．功能辅助室

BICU设有独立的医生工作站、护士工作站（图1.1.4）、治疗室（图1.1.5）、配药室，位于病房的中心位置，方便治疗、护理和观察患者的病情。会议室、仪器室（图1.1.6）、换鞋区、更衣室、被服间、污物间分布在病房的周围。

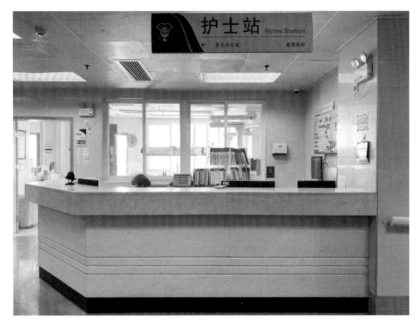

图1.1.4　护士工作站

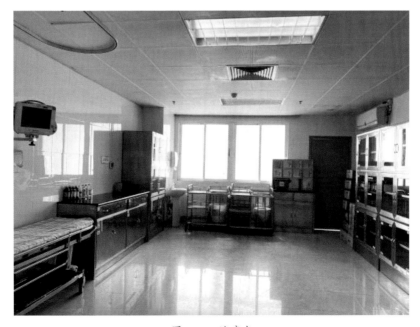

图1.1.5　治疗室

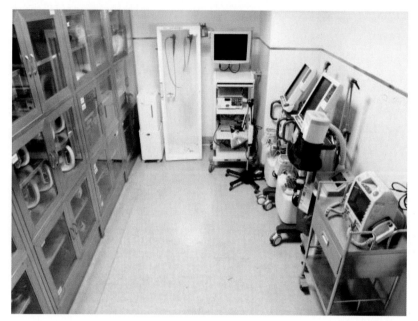

图1.1.6　仪器室

三、收治对象

（1）烧伤总面积＞30%总体表面积（TBSA），小儿烧伤总面积＞15%TBSA。

（2）Ⅲ度烧伤面积＞10%TBSA，小儿Ⅲ度烧伤面积＞5%TBSA。

（3）烧伤总面积＜30%TBSA，小儿烧伤总面积＜15%TBSA，但伴有下列情况者：已有休克或全身状况差，头面颈部烧伤，吸入性损伤，合并化学中毒或者严重创伤。

（李孝建）

第二节 烧伤手术室的设置与布局

一、烧伤手术室的设置原则

在BICU的同一楼层的另一侧，设置烧伤手术室，缩短与病房的距离，为急危重症患者的抢救提供保障。

二、烧伤手术室的结构与布局

1. 手术室（图1.2.1）

（1）床边工作站。

（2）手术室装有设备吊塔，包含中心供氧装置、压缩空气装置、中心负压吸引

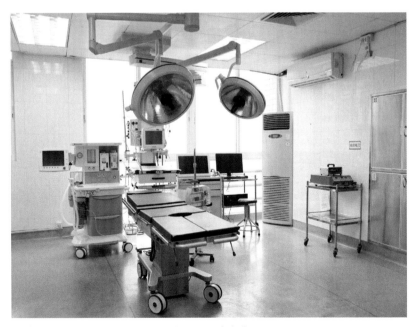

图1.2.1 手术室

装置、承载平台及多用途电源插头等。

（3）设备设施：手术台、无影灯、心电监护仪、麻醉机、电凝机、输液泵、电动取皮机、扎皮机、血液/液体加温器、液体加温（恒温）箱、抢救车等。

（4）物品储存柜。

2. 功能辅助室

手术室内设置有男女更衣室、无菌物品存放室、器械清洗室等。

（李孝建）

第三节 烧伤重症监护病房护理人员配备

一、烧伤专科护理人员总体基本要求

烧伤专科的护理人员要求具备良好的思想素质、业务素质、心理素质，热爱烧伤护理专业。并且应该熟悉和掌握烧伤专业知识，具备良好的技术操作能力和心态，能临危不惧、忙而不乱、吃苦耐劳，爱护患者观念强，全心全意为患者服务，且本人身体健康。

二、烧伤重症监护病房护理人员配置要求

床护比例为1:（2.5~3），BICU专科护理人员根据烧伤科工作年限及相应级别培训考核合格分为初级烧伤科护士、中级烧伤科护士和高级烧伤科护士。

初级烧伤科护士要求掌握烧伤科基本护理技能，主要包括基础护理、基础操作及健康教育等。中级烧伤科护士在初级的基础上，增加掌握急救知识、康复护理、心理护理等技能。高级烧伤科护士在中级的基础上，增加掌握急危重症护理、健康促进、管理能力、科研能力等技能。

三、烧伤重症监护病房管理

　　科室实行医护同组责任制共同管理患者，护理人员按照年资、职称、工作能力、经验等进行分组，每组护理人员由一名护理组长和数名不同年资及职称的护士组成，护理组长由高年资、高职称护士担任，负责本组患者的查房、下达护嘱、护理质量监督及病情的全程跟进，本组护士则负责患者的全部护理和健康宣教工作，护士长全面负责本病区工作。

（谭惠仪）

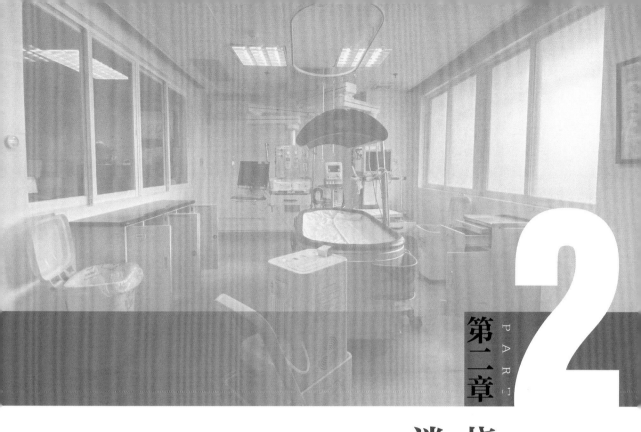

第二章　PART 2

烧伤重症监护病房

消毒隔离技术

第一节 工作人员防护技术

　　BICU是抢救危重烧伤患者的重要场所，由于工作环境和服务对象的特殊性，护士常常在工作中接触到患者体液、血液及分泌物，容易发生职业暴露，所以做好工作人员防护是至关重要的。

一、用物准备

　　入室鞋、工作服、一次性医用外科口罩、一次性工作帽、洗手液、洗手装置。

二、操作程序

1. 评估
（1）工作服大小、有无破损。
（2）一次性医用物品外包装及有效期。
（3）环境。

2. 实施
（1）工作人员修剪指甲、洗手。
（2）更换入室鞋。
（3）穿监护病区专用工作服。
（4）戴一次性工作帽、一次性医用外科口罩（图2.1.1）。

三、关键环节

（1）工作服每天更换，一旦污染或潮湿

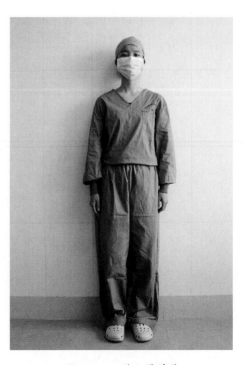

图2.1.1　工作人员着装

及时更换。

（2）外出时，穿外出衣，换外出鞋。

（3）下班时脱去脏的工作服，并放置于污工作服专用桶内。

（4）其他工作人员进入监护病区要换入室鞋，或者穿一次性鞋套，穿入室隔离衣，戴一次性工作帽、一次性医用外科口罩。

（5）按照洗手与手消毒的原则及指征，严格执行手卫生。

（6）各项操作严格遵循无菌技术原则。

（7）为保护患者及医护人员，需进行呼吸道处理（如吸痰或清理口腔分泌物）、伤口换药、阴部护理、灌肠等操作时，均应戴检查手套，必要时穿一次性防渗隔离衣，戴护目镜或防护面屏。

（孟美芬）

第二节　探视人员防护技术

实行BICU限制性、开放性探视可促使家属主动参与患者的治疗和床旁照护，可显著改善患者焦虑情绪，并降低其谵妄及不良事件的发生率，促进患者早日康复，但是会增加患者感染概率，因此做好探视人员防护至关重要。

一、用物准备

一次性鞋套、一次性防渗隔离衣、一次性医用口罩、一次性帽子、洗手液、洗手装置。

二、操作程序

1. 评估

（1）一次性物品外包装、有效期、大小及完整性。

（2）环境。

2. 实施

（1）指导探视人员修剪指甲、按照六步洗手法洗手。

（2）指导探视人员戴一次性帽子、一次性医用口罩。

（3）指导探视人员穿一次性防渗隔离衣、一次性鞋套（图2.2.1）。

（4）穿戴整齐后，指导探视人员由探视走廊进入病房，进入病房前指导探视人员洗手。

（5）探视完毕，指导探视人员将脱下的一次性物品放置于病房黄色医疗垃圾桶内并洗手。

（6）指导探视人员由探视走廊离开。

三、关键环节

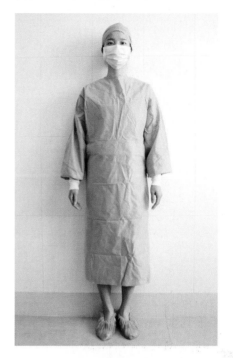

图2.2.1 探视人员着装

（1）每间病房每次只能允许一名探视人员进入。

（2）告知探视人员探视制度及时间。

（3）告知探视人员接触患者及周围物品前后进行手卫生。

（4）告知探视人员探视期间勿进入其他病房。

（5）探视结束后用500mg/L含氯消毒液进行拖地等卫生处置。

（6）疫情防控期间禁止探视。

（孟美芬）

第三节　病区消毒技术

消毒是用物理或化学方法清除或杀灭除芽孢以外的所有病原微生物的过程。烧伤患者容易发生创面感染，创面感染加重会危及生命，因此，病房必须严格执行消毒隔离措施。

一、用物准备

单间病房/床边隔离、洗手设施、快速手消毒液、检查手套、75%酒精或医用卫生湿巾、床单位臭氧消毒机、过氧化氢空气消毒机、医疗垃圾桶、利器盒。

二、操作程序

1．评估

（1）消毒用具性能。

（2）环境。

2．实施

（1）空气消毒：每天开窗通风至少2次，每次不少于30min。空气消毒机消毒2次，每次3h。空气清净机24h运行。用抽湿机维持室内湿度稳定。

（2）地面消毒：采用湿式清扫每天2次，病区设为清洁区、半污染区、污染区及隔离区，每个区域设置专用拖把，分颜色标识，如图2.3.1，表2.3.1。清洁区用250mg/L含氯消毒液拖拭，污染区、半污染区用500mg/L含氯消毒液拖拭，隔离区用1 000mg/L含氯消毒液拖拭。

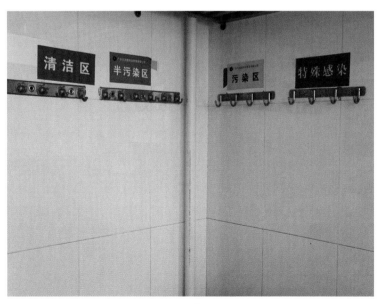

图2.3.1　消毒拖把分区

表2.3.1　各区域类别对应的标识颜色及使用范围

区域类别	标识颜色	使用范围
清洁区	绿色	主任办公室、护士长办公室、更衣室、值班室、示教室、被服间、仓库、配餐室
半污染区	蓝色	医生办公室、护士工作站、治疗室、走廊、楼梯、阳台
污染区	黄色	普通病房、卫生间（患者用）、污洗间
隔离区	红色	隔离病房（床）、隔离卫生间
卫生间	棕色	卫生间专用
床头柜	白色	白色小方巾（擦床头柜专用）

（3）病房物体表面消毒：桌、椅、床头柜及各类物面，每天2次用500mg/L含氯消毒液擦拭。治疗台面及不耐腐蚀的物面，如高效辐射烧伤治疗机、心电监护仪、营养泵、输液泵、注射泵、呼吸机、床边护士工作站，每天2次用医用消毒湿巾擦拭。

（4）功能辅助室物体表面消毒：医生工作站、护士工作站、存放无菌物品的柜体每天用医用卫生湿巾擦拭1次，冰箱、阴凉柜每周用500mg/L含氯消毒液擦拭。

（5）诊疗用物的消毒：体温计专人专用，每天用75%酒精浸泡30min后晾干备用；体温计盒每周用500mg/L含氯消毒液浸泡30min，清洗晾干。床旁的血压袖带、听诊器每周用75%酒精擦拭。使用后的止血带用500mg/L含氯消毒液浸泡30min，清洗晾干备用；使用后的剪刀、止血钳、气管切开包、静脉切开包、开口器、舌钳等器械，于供应室统一消毒。

（6）呕吐物、排泄物、分泌物：呕吐物、排泄物、分泌物先使用1 000mg/L含氯消毒液作用30min，再倾倒至下水道。便器专人专用，便器使用后用1 000mg/L含氯消毒液浸泡30～60min，清洗晾干备用。被污染的物面、地面，先用一次性吸水材料蘸取1 000mg/L的含氯消毒液清除污染物，然后用1 000mg/L含氯消毒液湿式拖地至周围2m范围。

（7）医用织物消毒：每天更换床单、被套、患者衣裤，统一清洗，污染时及时更换。

（8）医疗废物的处理：病房所有废弃物品分为感染垃圾和损伤垃圾，并按照医疗废物要求进行分类放置。使用感染扎带及损伤扎带密封，每袋垃圾上的扎带有独立的编码，可通过信息系统对每袋垃圾进行追踪。所有的污物由污物通道密闭转运。

（9）清洁用具的消毒：清洁区、污染区、半污染区拖把用后清洗，用500mg/L含氯消毒液消毒浸泡30min，悬挂、晾干后分区放置于固定位置。每天使用后的拖头、毛巾由医院清洁部门回收，统一清洁、消毒、烘干。

（10）空调系统的消毒：空调系统的出风口每月用清水清洗，采用500mg/L含氯消毒液擦拭，然后用清水擦拭干净。过滤网每月清水清洗，若损坏，则更换。有感染的病房增加清洗频率，如层流病房每周对层流滤网清洗1次，定期进行消毒灭菌效果和环境卫生学监测。

三、关键环节

（1）定期对医护人员及保洁人员进行消毒隔离技术基本知识培训及考核。

（2）定期抽样进行病房空气、治疗室台面、换药车台面、病房治疗台面、医护人员手卫生监测。

（3）多重耐药感染患者产生的生活垃圾均视为感染性垃圾，一律放置于病房内的医疗垃圾桶内。

（4）医疗废物密封扎带统一由感染管理科发放到科室，科室设立专柜、专册、专人管理。

（5）特殊感染的患者，医护人员工作时做好一级防护，标本密闭运送，医疗废物使用双层黄色感染性废物袋密封并粘贴感染标识（图2.3.2），再送无害化处理。

（6）尽量选择一次性使用医疗物品，必须复用的诊疗器械、物品，应专人专用，用后严格消毒。

（7）定时清洁多功能空气消毒机过滤网，每月清水清洗，晾干后装回，清洗次数达12次以上建议更换、

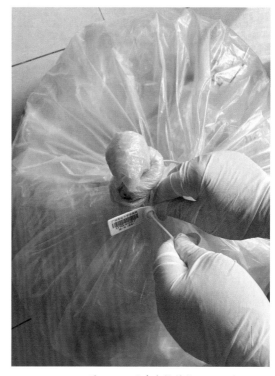

图2.3.2　医疗废物封扎

检测维修。动态杀菌机灯管使用时限不超过5 000h。

（8）定期对病房进行消毒，特大面积烧伤致住院时间长的患者，宜轮换病房，进行终末消毒。

（孟美芬）

第四节 病房终末消毒技术

患者出院、手术、转出、转床或死亡，对其住过的病室及污染物品进行彻底消毒处理。目的是完全消灭患者所播散的、遗留在居室或各种物体上的存活病原体。

一、用物准备

含氯消毒片、消毒剂浓度试纸、消毒工具、检查手套、紫外线灯、床单位臭氧消毒机、过氧化氢空气消毒机。

二、操作程序

1. 评估
（1）患者有无特殊感染。

（2）病房环境。

（3）消毒用物及仪器性能。

2. 实施
（1）关闭门窗，按照1.5W/m³计算紫外线灯管数量，紫外线灯消毒30min，开窗通风30min。

（2）清理医疗垃圾用黄色医疗废物袋封扎，非一次性医用织物（床单、被套、吹风纱①、车边纱②、患者衣裤等）统一打包送出清洗消毒，枕芯、床垫用床单位臭氧消毒机消毒，如图2.4.1。

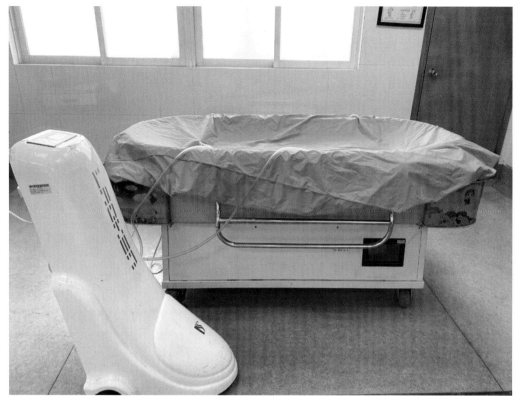

图2.4.1 床单位终末消毒

（3）仪器表面及连接线使用卫生湿巾擦拭，床头柜、床单位、治疗台面、高效辐射烧伤治疗机等物体表面，使用含氯消毒液擦拭。

（4）地面用含氯消毒液拖拭。

（5）关闭门窗，使用过氧化氢空气消毒机进行消毒，如图2.4.2，根据病房体积设置消毒时间。

---

① 吹风纱：220cm（长）×80cm（宽），用于翻身床床单，可反复消毒使用。
② 车边纱：60cm（长）×50cm（宽）×1cm（厚），用于吸收渗液，可反复消毒使用。

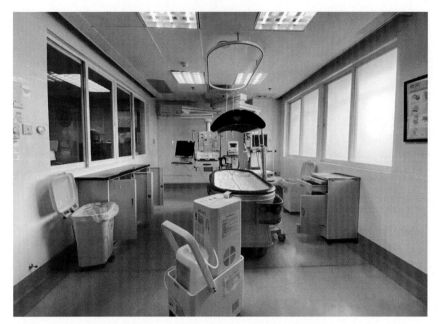

图2.4.2　过氧化氢空气消毒机消毒病房

三、关键环节

（1）使用过氧化氢空气消毒机消毒时，打开病房内所有抽屉、柜门，关闭排气系统，消毒机喷头不能对准烟雾感应器、仪器屏幕，使用封条封闭门窗。

（2）过氧化氢空气消毒机喷液自动关闭后，需要在密闭的空间作用降解2h，通风30min后，工作人员方可进入。

（陈丽英　陈丽映）

第五节　多重耐药菌感染的消毒隔离技术

多重耐药菌是指对临床使用的三类或三类以上抗菌药物同时呈现耐药的细菌。烧伤常见的多重耐药菌包括耐甲氧西林金黄色葡萄球菌（MRSA）、耐万古霉素肠球菌（VRE）、产超广谱β-内酰胺酶（ESBLs阳性）的细菌、多重耐药/泛耐药的鲍曼不动杆菌和铜绿假单胞菌等。烧伤患者由于人体免疫力降低，加之坏死组织又是细菌良好的培养基，大量广泛使用抗生素、侵入性医疗操作等因素，因而成为多重耐药菌感染的高危人群。一旦合并多重耐药菌感染将会增加治疗难度、延长住院时间、加重经济负担，严重影响预后，若管理不当可引发医院内播散，因此做好防控尤为重要。

一、用物准备

单间病房/床边隔离、洗手设施、手消毒液、隔离标识、一次性防渗隔离衣、一次性医用外科口罩、一次性工作帽、护目镜或防护面屏、75%酒精或医用卫生湿巾、床单位臭氧消毒机、过氧化氢空气消毒机、医疗垃圾桶、利器盒。

二、操作程序

1．评估
（1）患者病情、病房设施与环境。
（2）多重耐药菌种类、部位。
（3）隔离措施。

2．实施
（1）单人单间，也可同种病原同室隔离，气管插管、深静脉留置导管、有开放伤口或者免疫功能抑制患者应单人单间。

（2）做好接触隔离标识，床头牌插上蓝色的多重耐药性"MDR"标志，病房门口悬挂蓝色"MDR"标志，如图2.5.1；手腕带贴上蓝色接触隔离小圆点，如图2.5.2。

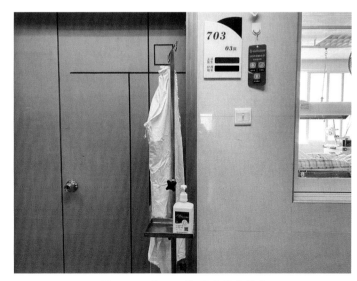

图2.5.1　"MDR"消毒隔离要求

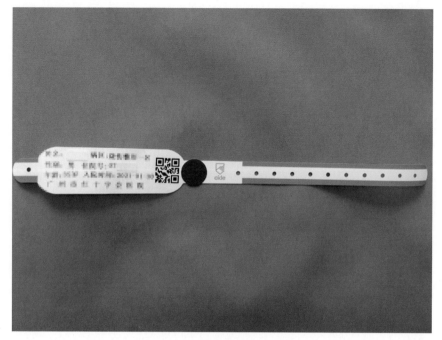

图2.5.2 "MDR"手腕带标志

（3）每天开窗通风2次，每次30min；空气消毒机消毒2次，每次3h。

（4）地面每天3次用1 000mg/L含氯消毒液拖拭。

（5）物体表面每天3次用1 000mg/L含氯消毒液进行擦拭消毒。

（6）仪器设备表面每天3次用75%酒精或医用卫生湿巾擦拭。

（7）诊疗用物专人专用，每天用75%酒精浸泡30min；床旁的血压袖带、听诊器每周用75%酒精擦拭。体温计盒每周用1 000mg/L含氯消毒液浸泡30min，清洗晾干。

（8）接触患者的废弃物按感染性医疗废物处理，使用双层黄色塑料袋密封并粘贴感染标识，送无害化处理。

（9）不能专用的转运工具如轮椅、车床等，在每次使用后，需用1 000mg/L含氯消毒液擦拭。

（10）临床症状好转或治愈，连续2次标本培养结果阴性（间隔＞24h）方可解除隔离。

（11）终末消毒：开启动态杀菌机3h，仪器表面使用卫生湿巾或75%酒精进行擦拭；床头柜、床单位、地柜使用1 000mg/L含氯消毒液擦拭；地面用1 000mg/L含氯消毒液拖拭；床垫、枕头用臭氧机消毒；空气使用过氧化氢空气消毒机消毒（消毒时间根据病房空间大小计算），使用过的仪器按仪器消毒规范进行终末消毒。

三、关键环节

（1）严格执行标准预防：诊疗护理患者时，医护人员做好一级防护。执行手卫生，穿工作服，戴一次性工作帽、一次性医用外科口罩，穿一次性防渗隔离衣，戴护目镜或防护面屏、检查手套。

（2）严格遵循手卫生规范，接触患者前后及接触周围环境后、脱手套后应立即洗手和手消毒。

（3）医护人员相对固定，专人诊疗护理，限制人员出入。

（4）诊疗活动期间，应先诊疗护理其他患者，多重耐药感染患者安排在最后进行。

（5）患者转诊、外出检查之前应通知接诊科室，以便采取相应的接触隔离预防措施；进行手术时，手术医生必须在手术通知单上注明，手术结束后按规定进行严格的终末处理。

（6）对保洁员及探视人员进行多重耐药感染患者的消毒隔离措施指导。

（陈丽英　陈丽映）

第六节　翻身床的消毒技术

翻身床是由上下两个床片铺板和支架、床体组成的，主要应用于大面积烧伤的患者翻身、换药和手术的一种护理工具。

一、用物准备

床单位臭氧消毒机、健之素消毒泡腾片、专用消毒桶、一次性吸水材料、毛巾、检查手套、一次性防渗隔离衣（必要时）。

二、操作程序

1．评估

（1）患者病情、有无特殊感染。

（2）消毒用具性能。

2．实施

（1）工作人员根据患者感染情况做好自身防护措施。

（2）在病房内拆除床片上的吹风纱、垫单，分类打包，由外走廊运送。

（3）将床体上的污物清扫干净。

（4）使用一次性吸水材料蘸取1 000mg/L的含氯消毒液清除床体上的血液、体液、分泌物。

（5）一般患者床体、床片用500mg/L含氯消毒液擦拭；特殊感染患者用1 000mg/L含氯消毒液擦拭。

（6）使用床单位臭氧消毒机进行海绵垫消毒。

（7）特殊感染患者终末消毒，使用过氧化氢空气消毒机消毒。

三、关键环节

定时使用润滑油润滑螺丝。

（吴巍巍）

第七节　悬浮床的消毒与维护技术

悬浮床可以促进创面愈合，减少创面受压及保暖。但由于烧伤患者体液渗出量大，及排泄物常造成床单、滤单及车边纱污染，悬浮床与患者接触密切，消毒效果直接影响创面，因此，做好悬浮床的消毒工作至关重要。

一、用物准备

床单位臭氧消毒机、健之素消毒泡腾片、专用消毒桶、中性肥皂水、一次性吸水材料、毛巾、检查手套、一次性防渗隔离衣（必要时）。

二、操作程序

1．评估

（1）患者病情、有无特殊感染。

（2）消毒用具性能。

2．实施

（1）工作人员根据患者感染情况做好自身防护措施。

（2）拆除床罩及布类，分类打包，由外走廊运送。

（3）使用一次性吸水材料蘸取1 000mg/L的含氯消毒液清除滤单、床体上的血液、体液、分泌物。

（4）滤单用中性肥皂水清洗，并用1 000mg/L含氯消毒液浸泡30min，于阴凉处晾干，检查滤单的完整性备用。

（5）一般患者床体用500mg/L含氯消毒液擦拭，特殊感染患者床体用1 000mg/L含氯消毒液擦拭。

（6）用床单位臭氧消毒机包裹床体及用过的枕头、枕垫，消毒30min。

（7）特殊感染患者终末消毒，使用过氧化氢空气消毒机消毒。

三、关键环节

（1）专人负责保养悬浮床，定时清除筛网中的异物和结晶。记录使用起止时间。定时联系厂家上门检查，排除故障。

（2）悬浮床长期未使用时需每天空机运转1～2h，保持设备各项性能正常。

（3）空气过滤器的养护：每周对床下方的空气过滤网进行清洗及更换床尾空气过滤器。

（4）床板的养护：空气湿度高时，在病房里要配备抽湿机；悬浮床闲置时，每周运行24h。

（5）散热系统的维护：使用过程中应密切观察操作屏幕上显示的床温与原先设定的床温是否相符，如床温不一致，除了系统硬件设施损坏的情况，还有可能是散热器传导散热无效引起的，应常规开空调降低室温，以减少机器的散热负荷，保护散热系统硬件。

（6）矽砂的养护：在使用过程中利用患者每次浸浴换药或手术等空置时间对矽砂进行过滤，捞出结晶块（结晶块可清洗后继续使用），矽砂黏稠度高、浮力效果差时进行更换。

（吴巍巍）

生命支持设备操作及重症烧伤监护技术

第一节 心肺复苏术

严重烧伤继发心搏骤停，尽早进行心肺复苏能够有效地挽救患者的生命。

一、用物准备

负压吸引装置、氧气、呼吸球囊、喉镜、除颤仪、气管插管、呼吸机、心电监护仪、急救药物、纤维支气管镜（必要时）。

二、操作程序

1. 评估

（1）病房环境。

（2）患者的意识、生命体征。

（3）启动应急反应系统。

2. 实施

（1）使患者仰卧于平坦的地面或带木板的床上。若胸外按压在普通床或悬浮床上进行，应在患者背部垫按压板；翻身床治疗患者将其搬至地上。

（2）检查脉搏。检查脉搏时间不超过10s，成人检查颈动脉，儿童检查颈动脉和股动脉，婴儿检查肱动脉、股动脉。

（3）按压。按压部位在胸骨下半段，成人按压点位于双乳头连线中点，新生儿按压点位于双乳头连线中点的下一横指。用一手掌根部置于按压部位，另一手掌根部叠放其上，双手手指紧扣，以手掌根部为着力点进行按压；新生儿用环抱法或双指法。开始胸外心脏按压30次，用力、快速地进行按压。每分钟100~120次，按压深度成人不少于5cm，儿童为前后胸直径的1/3（婴儿胸骨下陷4cm，儿童5cm）保证每次按压后胸廓回弹。尽可能减少按压中断。

①双手互扣，手指上翘，仅以掌根接触胸骨。②肘关节伸直，身体微向前倾。③双膝靠近患者跪地，打开与肩同宽。④肩、肘、腕成一直线，以身体上半身重量垂直下压。

（4）开放气道。吸入性损伤导致气道梗阻引起心搏呼吸骤停，此步骤放在按压之前，胸外按压后，采用仰头抬颏或推举下颌法开放气道。

（5）人工呼吸。口对口或鼻吹气时，遵循标准预防操作原则，避免快速或者用力吹气，500～600mL潮气量。球囊面罩呼吸采用EC手法，避免过度通气。吸入性损伤时加压通气。

（6）心脏除颤。如果患者在监护状态下，发现心室颤动到实施心脏除颤的时间应控制在3min内，心脏除颤结束立即胸外心脏按压。解开敷料、暴露疗法创面外涂银粉者用0.9%氯化钠注射液纱块擦拭磺胺嘧啶银粉，儿童初次除颤时，除颤能量为2～4J/kg，第2次及以后除颤应至少达4J/kg，但最高不超过10J/kg或成人除颤能量；成人单相波360J，双相波用除颤器制造者推荐的能量，如该值不明确，应使用最大能量。

（7）建立静脉通道，遵医嘱用药。

（8）重新评估心跳、呼吸，心肺复苏术开始后每2min或5个循环周期后进行。

①有呼吸、无大动脉搏动，予心脏按压。②无呼吸、有大动脉搏动，予人工呼吸。③有呼吸、有大动脉搏动，妥善安置。④效果不佳者，应持续心肺复苏直至增援人员、自动体外除颤仪到达或患者恢复呼吸和意识为止。

（9）有效复苏的指征：①意识恢复；②瞳孔由大变小；③面色（口唇）红润；④大动脉搏动恢复；⑤恢复自主呼吸。

（10）告知：患者的病情、预后，正在采取的急救措施、效果。确认身份后尽快联系患者家属，急救时最好保持一名家属在现场。

（11）准确及时记录。抢救记录应在抢救结束后6h内完成。

三、关键环节

（1）气道梗阻，先通气后按压。

（2）对于各种原因所致的上呼吸道完全或不完全阻塞、急性喉阻塞、需快速建立人工气道而又有气管插管禁忌证者，为了快速建立人工气道，可使用环甲膜穿刺，为气管切开赢得时间。

（3）按压。开始胸外心脏按压30次，用力、快速地进行按压。每分钟至少100次，成人按压幅度为至少5cm，保证每次按压后胸廓回弹。尽可能减少按压中断。开放气道。胸外按压后，采用仰头抬颏或推举下颌法开放气道。人工呼吸。口对口或鼻吹气时，遵循标准预防操作原则，避免快速或者用力吹气，球囊面罩呼吸采用EC手法，避免过度通气。

（周梅香）

第二节 中心静脉压监测技术

中心静脉压是通过锁骨下静脉、颈外静脉、股静脉或右颈内静脉穿刺插管，反映出右心房的压力，连接传感器直接监测中心静脉压力。中心静脉的正常值为 $6 \sim 12 cmH_2O$[①]（$0.59 \sim 1.18 kPa$），临床连续测定、动态观察和评价中心静脉压的临床意义，必须结合血容量、右心功能与血管张力来综合判断。常用于严重烧伤、休克、急性循环衰竭及需要接受大量、快速输液的患者。

一、用物准备

简易中心静脉测压用物（三通管、带刻度的直径0.8～1.0cm的玻璃测压管、刻有"cmH_2O"的标尺），心电监护仪测压用物（三通管、肝素稀释液、输液器、压力连接管、压力换能器、肝素稀释液冲洗系统及电子监护仪）。

二、操作程序

1. 评估
（1）评估患者病情。
（2）观察局部皮肤穿刺点有无红肿、脓性分泌物等异常情况。

---

① $1 cmH_2O \approx 0.098 kPa$。

（3）导管通畅性。

2. 实施

（1）简易中心静脉测压。①标尺零点对准第四肋间腋中线水平。输液器下端连接三通管，一端连接中心静脉导管，另一端接测压管并固定于输液架上。先检查管道是否通畅，然后将中心静脉端关闭，打开连接输液器的导管与测压管连通，使输液管内液体充满测压管，关闭输液端的导管，打开中心静脉端的导管，测压管与中心静脉端相通。②测压管内的液面迅速下降，当液面达到一定水平不再下降时，液面在量尺上的读数即为中心静脉压。

（2）心电监护仪测压。①取出传感器，检查并拧紧所有的连接部件。消毒0.9%氯化钠注射液输注口，将传感器的静脉装置与0.9%氯化钠注射液连接。管道排气，液体冲刷每一个部件，去除有孔帽，换上无孔帽。消毒中心导管远端腔，压力传感器管路连接静脉导管，检查监护仪和传感器电缆线是否清洁和干燥，连接电缆线。②通过压力换能器将中心静脉导管连接到监护仪上，校准监护仪上的"0"点，保持压力换能器于第四肋间腋中线水平，电子监护仪显示的数值即为中心静脉压。

三、关键环节

（1）卧悬浮床患者，换能器的位置应该与心脏同一水平即腋中线第四肋水平，换能器高于心脏水平，监测中心静脉压低于正常，换能器低于心脏水平，监测中心静脉压高于正常。

（2）应用肝素盐水/0.9%氯化钠注射液间断或持续静脉冲管，防止血液凝固导致阻塞。

（3）评估中心静脉压的异常值。

①中心静脉压＞12cmH$_2$O，需要先排除可引起中心静脉压高的非循环因素：管道有无回血，管道是否通畅，患者有无咳嗽、恶心、呕吐、躁动、抽搐等使腹腔压升高的情况，机械通气使用呼气末正压（PEEP）治疗使胸腔压升高，血管活性药的使用都可影响中心静脉压的值。②中心静脉压＜6cmH$_2$O，需先排除可引起中心静脉压低的非循环因素：管道系统连接不紧进入空气，换能器的位置不正确，高于右心房位置。

（周梅香）

第三节 有创动脉血压监测技术

　　有创动脉血压监测是指经桡动脉、股动脉或足背动脉内置管，利用多功能电子监护仪，将压力波通过测压系统转换成电子信号并形成图像反映到显示屏上，连续监测收缩压、舒张压及平均动脉压，是血压测量的金标准。大面积烧伤患者休克期血管扩张，渗液多，不可避免地引起血流动力学的改变，应用有创动脉血压监测能及时、连续、准确、可靠地反映患者的血流动力学情况，能为休克期补液、抢救治疗及手术过程提供有效、及时、准确的血压信息。另外，特大面积烧伤患者需多次采集动脉血行血气分析和其他血液检测，动脉导管可以提供可靠的血管路径，避免了采血和反复动脉穿刺给患者带来的疼痛和血管壁的损伤。

一、有创动脉血压监测示意

　　如图3.3.1。

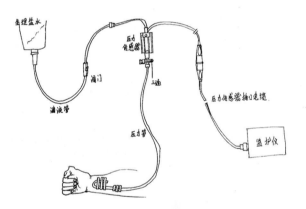

二、适应证

　　（1）血流动力学不稳定。
　　（2）需要严密控制血压。
　　（3）频繁动脉采血。
　　（4）无创血压难以测量者。

图3.3.1　有创动脉血压监测示意

三、用物准备

　　一次性使用血压传感器、0.9%氯化钠注射液500mL、加压袋、压力连接线、监护仪，如图3.3.2。

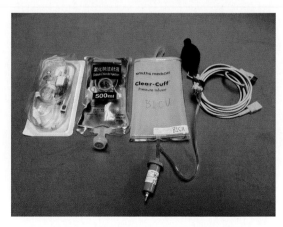

图3.3.2　有创动脉血压监测用物准备

四、操作程序

1．评估
（1）患者病情、意识、生命体征、合作程度、心理状态。

（2）患者动脉导管通畅情况。

（3）监护仪、加压袋的性能。

2．实施
（1）加压袋内挂上0.9%氯化钠注射液500mL，连接一次性使用血压传感器，排尽管道内的空气。

（2）压力传感器连接动脉导管或动脉留置针接头。

（3）将加压袋的压力调节至300mmHg。

（4）打开心电监护仪中的界面布局，选择ABP参数，并开通。

（5）换能器置于右心房水平（右腋中线与第四肋交点），如图3.3.3。

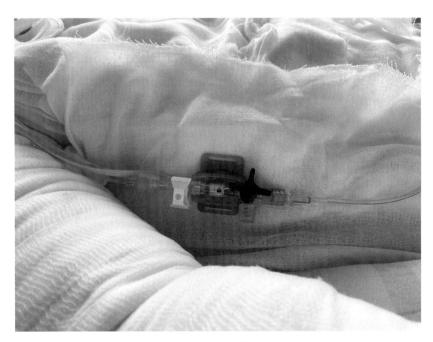

图3.3.3　换能器位置

（6）转动三通开关，关闭动脉导管端，打开压力传感器的排气孔，使压力传感器与大气相通。

（7）点击心电监护仪ABP界面的"校零"键，当监护仪屏幕压力曲线为直线，并与基线重合，监护仪显示"0"时，提示"校零成功"。

（8）转动三通，关闭压力传感器的排气孔，使压力传感器与动脉导管相通，此时监护仪上即可看到所测压力数值及波形。

五、关键环节

（1）始终保持换能器在右心房水平，换能器随体位变化而变化，每次有体位变换时，都应重新校零。

（2）使用悬浮床治疗时，避免将换能器直接放在浮动的床上。

（3）观察加压袋有无漏气，保持压力值在300mmHg，避免因压力值过低引起回血、堵管、血压数值存在误差等。

（4）采用间歇冲洗的方法，定时提拉一次换能器上的阀门，至冲洗液快速进入动脉，避免导管堵塞。

（5）怀疑管路堵塞时，用注射器回抽将血凝块清除，不可直接推注，防止动脉血栓的发生，如不能恢复通畅，应尽早拔除。

（6）避免在患者烦躁、吸痰、体位改变、大便等情况下读取数值。

（7）保持动脉测压导管通畅，防止血液凝固导致管路堵塞，观察导管及传感器内有无回血，换能器内有无气泡，导管是否通畅、反折，有无移位。

（8）在治疗过程中，均要谨防管道漏气，若管道内进入气体，会产生气泡，导致压力传递敏感性变差，使得数值存在误差或造成栓塞。

（9）对于血压正常者来说，有创血压测得的动脉压比无创法略高，收缩压常常会高出5mmHg；休克、低血压和低体温患者有创血压测量值小于无创血压测量值。

（10）有创动脉血压压力波形异常。①波形低平：管尖贴壁；部分堵塞；三通或换能器中有血、气；管道太软。②数值过高或过低：换能器位置不正确。③无数值：三通转向错误；管路堵塞。

（杨静静）

第四节 脉搏轮廓心排血量监测技术

脉搏轮廓心排血量（PiCCO）监测采用热稀释方法测量心排血量，反映心肌收缩力、心脏前后负荷等综合指标，可计算胸腔内血流量、血管外肺水、肺毛细血管通透性指数、全心舒张末期容积、每搏量变异、脉压变异、全心射血分数、心脏功能指数、外周血管阻力等参数。通过PiCCO监测持续准确地提供患者血流动力学的重要数据，能够对患者的心功能和容量状态进行准确的评估，为液体管理提供精确的指标，及时调整液体复苏的治疗方案，避免盲目输液，帮助患者顺利度过休克期，稳定生命体征，防止过多地输液，形成神经源肺水肿等并发症，因此，对大面积烧伤患者液体复苏具有指导意义。

一、适应证

适用于需要进行血流动力学、心功能、容量状态和肺水监测的烧伤患者，优先推荐在严重烧伤救治中使用。

二、用物准备

（1）穿刺用物：双腔静脉导管、热稀释导管包、静脉切开包、外科手套、10mL注射器、20mL注射器、2%葡萄糖酸氯己定消毒液、无菌棉球、无菌弯盘、止血钳、0.9%氯化钠注射液10mL、2%利多卡因、医用三通管、一次性手术衣，如图3.4.1。

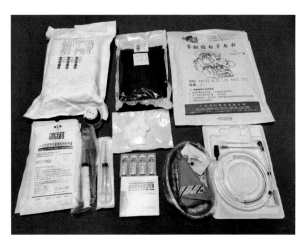

图3.4.1 PiCCO穿刺用物准备

（2）监测用物：心电监护仪、PiCCO模块、连接线（ABP+CVP线、COO连接线）、一次性使用压力传感器、压力监测套装、0～4℃的0.9%氯化钠注射液100mL、0.9%氯化钠注射液100mL、0.9%氯化钠注射液500mL、加压袋，如图3.4.2。

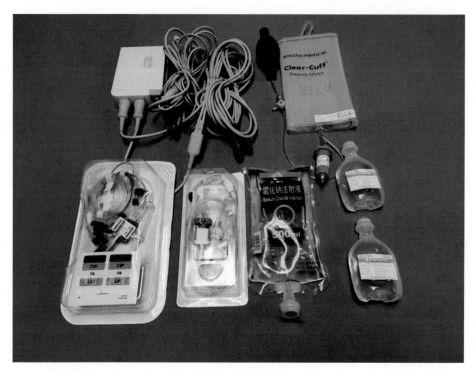

图3.4.2　PiCCO监测用物准备

三、操作程序

1. 评估

（1）患者病情、意识、生命体征、血氧饱和度、合作程度及心理状态。

（2）患者置管部位皮肤情况。

（3）监护仪的性能。

2. 实施

（1）患者取平卧位。

（2）穿刺部位严格消毒。

（3）配合医生穿一次性手术衣、铺孔巾提供最大无菌屏障，配合医生置入双腔静脉导管。

（4）将模块置入监护仪模块槽内，连接压力连接线、PiCCO连接线。

（5）一次性压力传感器与0.9%氯化钠注射液100mL排气连接好，与CVP（蓝色）监测连接后，接双腔静脉导管的一端。

（6）双腔静脉导管另一端连接注射液温度三通管及静脉补液。注射液温度三通管安装时应与注射液温度电缆线对应放入，避免损坏，方向错误时不可放入。

（7）股动脉穿刺前备皮，消毒，提供最大无菌屏障，配合医生完成股动脉置管。

（8）加压袋内挂上0.9%氯化钠注射液500mL，连接漂浮导管内配套的一次性压力传感器，并排气，压力调节至300mmHg，压力传感器连接股动脉导管。

（9）血液温度电缆线与动脉导管血液温度线连接，连接时，凹凸槽准确插入后旋紧。

（10）CVP及ABP校零、监测。

（11）PiCCO监测：关闭所有输液端、CVP端。

①点击"主菜单"→"测量设置"→"CCO设置"进入"CCO设置"界面，设置患者基本信息（身高、体重、患者类型、性别），成人默认冰盐水注射量为15mL，小儿为10mL，手动输入CVP，导管类型自动识别。②点击"打开PiCCO测量界面"，进入测量界面，点击"开始"，等待出现"基线稳定"后，提示"注射15mL"，4～7s内匀速注射冰盐水15mL，此界面出现一列"正方形选框内打钩"图样的测量数值，连续完成3次正确测量，点击"停止"，点击"所有参数"，进入参数界面。③做好参数记录并分析。

四、关键环节

（1）测量时，保持患者安静，术肢避免弯曲。

（2）注射液温度三通管连接在中心静脉导管最大腔室末端。

（3）静脉导管和动脉导管需对侧置入，不宜置于身体同侧。中心导管置管后，要确认导管位置。

（4）注射冰盐水时，操作者的手不可触摸注射液温度探头容纳管，以免手温影响测量准确性。

（5）PiCCO校准不能频繁，避免增加心脏负担，一般为8h进行1次，每次校准需在10min内完成，每次进行3～5次测量。

（6）PiCCO校准时避免俯卧位。

（7）对机械通气的患者进行校准时，应考虑和评估PEEP值对血管外肺水指数测量值的影响和潮气量对每搏量变异、脉压变异测量值的影响。

（8）行连续性肾脏替代治疗（CRRT）前或停止后且待血温恢复稳定，再行PiCCO校准。

（杨静静）

第五节 呼吸机使用技术

呼吸机（图3.5.1）由气源、吸气控制开关、加温加湿装置、呼气控制开关和控制系统组成。吸气时，吸气控制开关打开，通过对气道口（口腔、鼻腔、气管插管或气管切开导管）施加正压将气体压入肺内，停止送气后移去外加压力，气道口恢复大气压，胸廓被动回缩，产生呼气。机械通气是抢救危重烧伤患者的重要手段，能改善心、肺、肾等重要器官的功能，稳定身体内环境并促进患者康复。主张在出现明显呼吸功能障碍之前即采用机械通气，重度广泛呼吸道损伤即使没有急性呼吸衰竭指征，也应立即进行机械通气。

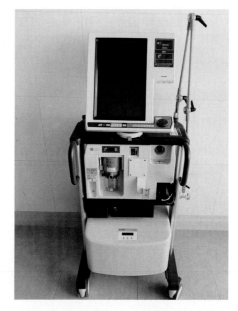

图3.5.1 呼吸机

一、适应证

（1）呼吸频率>35次/min或<8次/min，节律异常，自主呼吸微弱或消失。

（2）经皮测定或血气分析示动脉血氧饱和度（SPO_2）<90%，持续30min以上，调整吸氧流量至10L/min，未见明显缓解。

（3）动脉血气分析示严重通气和氧合障碍：动脉血氧分压（PaO_2）<50mmHg，

动脉血二氧化碳分压（$PaCO_2$）进行性升高，pH动态下降。

二、用物准备

呼吸机（配有传感器）、湿化装置、过滤器、一次性呼吸回路、螺纹管、模拟肺、灭菌注射用水、免洗手消毒凝胶、检查手套，如图3.5.2。

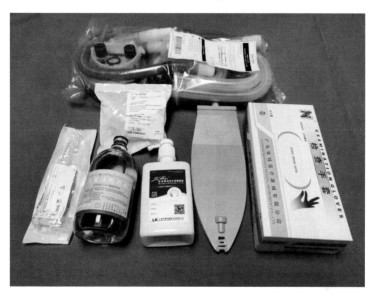

图3.5.2　呼吸机用物准备

三、操作程序

1. 评估

（1）患者的病情、意识、生命体征、SPO_2、合作程度及心理状态。

（2）咳嗽反射、人工气道情况、血气分析结果。

（3）呼吸机性能。

2. 实施

（1）连接呼吸机的电源和气源（空气/氧气）。

（2）安装呼吸回路，打开电源开关，检测呼吸机及呼吸回路。

（3）协助医生调整呼吸机通气模式、参数、报警限值。

（4）连接螺纹管及模拟肺，试机。

（5）连接湿化装置并运行。

（6）将螺纹管前端连接患者的气管插管或气管套管，行机械通气。

（7）通气过程病情监测，根据患者病情变化，及时调整呼吸机模式及参数。

四、关键环节

（1）确保呼吸机报警设置处于开启状态，合理设置报警范围及音量。

（2）安装呼吸机管道时需双人核对呼吸机管道连接是否正确，确认加热加湿器处于正常运行状态。

（3）核对呼吸机各参数调节和医嘱要求是否一致。

（4）呼吸机定期检测并校准。

（5）呼吸机常见故障与处理方法如表3.5.1。

表3.5.1　呼吸机常见故障及处理方法

故障	故障原因	处理方法
潮气量不准	1.报警限设置不当	1.呼吸机显示潮气量相同，更改上限或下限
	2.进出口过滤器堵塞	2.清理或者更换新的过滤器
	3.呼吸机管路漏气或有弯曲	3.整理管路或更换管路
	4.主板或流量传感器故障	4.更换主板或传感器
氧浓度值偏高或偏低	1.没有定期做氧校准	1.做氧校准
	2.氧电池使用寿命到期	2.更换氧电池
蓄电池报警	蓄电池使用寿命到期	1.接通电源，进行充电
		2.及时更换蓄电池
空气供应故障	1.空气压缩机内部有漏气	1.检查漏气处，进行加固密封，必要时更换导气管
	2.压缩泵压力不足	2.更换压缩泵
风扇报警	1.风扇过滤网堵塞	1.清洁或更换过滤网
	2.风扇不工作	2.更换风扇
其他	各类传感器及电路故障	更换传感器，检查电路，必要时联系厂家进行维修

（陈丽映　张志）

第六节 简易呼吸球囊使用技术

简易呼吸球囊也称简易呼吸器（图3.6.1），是一种人工呼吸辅助装置，是保持呼吸道通畅，确保抢救成功的关键措施之一。具有使用方便、痛苦轻、并发症少、便于携带、有无氧源均可立即通气等特点。病情危急可利用加压面罩直接给氧，如吸入性损伤未建立人工气道发生气道梗阻者，使患者得到氧气供应，改善组织缺氧状态。

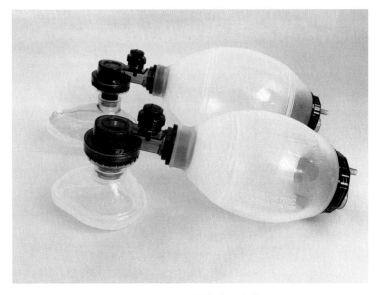

图3.6.1　简易呼吸球囊

简易呼吸球囊由面罩、呼气阀、单向阀（鸭嘴阀）、压力安全阀、球囊、进气阀、储气阀、储氧安全阀、氧气连接管及储氧袋组成。

一、适应证

（1）心肺复苏。

（2）呼吸抑制。

（3）患者的抢救、外出检查及手术的转运和呼吸机的过渡性急救。

二、用物准备

简易呼吸球囊、氧源，如图 3.6.2。

三、操作程序

1. 评估

（1）患者病情、意识、生命体征、有无义齿、合作程度及心理状态。

（2）呼吸球囊的性能。

2. 实施

（1）连接呼吸球囊、面罩、储氧袋、连接管。

（2）将连接管与氧源连接，调节氧流量＞10L/min。

（3）去枕平卧位，清理口鼻腔分泌物及异物。

（4）采用仰头抬颏法、仰头抬颈法及双手托颌法开放气道。

（5）单人EC手法（图3.6.3），将面罩扣住口鼻并用EC手法固定面罩，即拇指和食指紧紧扣住面罩，其他手指则紧按下颌，另外一只手挤压球体；双人EC手法（图3.6.4），头侧的施救者用双手的大拇指和食指紧紧扣住面罩，其他手指举起下颌伸展颈部，另一位施救者挤压球体。

（6）规律、均匀地挤压球体

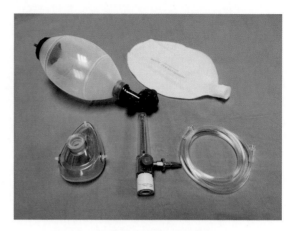

图3.6.2 简易呼吸球囊用物准备

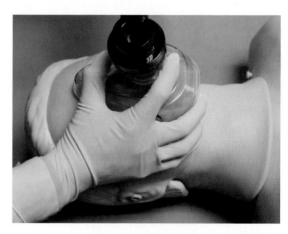

图3.6.3 单人EC手法

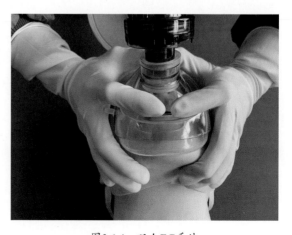

图3.6.4 双人EC手法

（图3.6.5），挤压时间应超过1s，待球体重新膨起后开始下一次挤压，同时观察胸廓起伏情况。

（7）挤压频率成人每分钟12～14次，儿童每分钟14～20次，婴儿每分钟20～25次，吸呼比1：（1.5～2.0），成人每次送气量8～12mL/kg（儿童10mL/kg），挤压球体1/3～1/2，无氧气时挤压球体2/3。

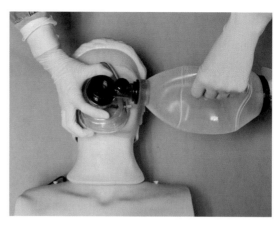

图3.6.5　规律均匀地挤压球体

（8）观察有效指征：血氧饱和度升高，患者胸廓起伏，面色、甲床红润，紫绀减退。

四、关键环节

（1）无氧源时，应该取下储氧袋及氧气连接管。

（2）接氧气时，注意氧气管是否接牢。

（3）选择合适的面罩，紧扣口鼻部，以便得到最佳使用效果。

（4）开放气道方法：①仰头抬颏法。患者去枕平卧，操作者一手小鱼际置于患者前额使头后仰，另一手食指和中指置于患者下颌骨近下颌或下颌角处，举起患者下颌，使头部后仰，头部后仰的程度以下颌角与耳垂间的连线与地面垂直为度。②仰头抬颈法。操作者一手抬起患者的颈部，另一手小鱼际压患者前额头，使其头后仰，从而打开气道。③双手抬颌法。操作者双手置于患者的双下颌并托起，使头后仰，从而打开气道，此方法用于颈部有损伤的患者。

（5）挤压球体时，压力适中，挤压球体的1/3～2/3为宜，节律均匀，过深过大的潮气量、过快的通气频率会损伤肺组织，造成呼吸中枢紊乱，影响呼吸功能恢复。

（6）密切观察患者胸廓起伏情况，若没有起伏，有可能是提供的通气量不够或者有漏气的可能，可提供更大的通气量、调整面罩或重新摆好头颈部位置。

（7）发现患者有自主呼吸时，人工呼吸应与其同步，即患者吸气初顺势挤压球体，达到一定潮气量后松开球体，让患者自行完成呼气动作。

（8）简易呼吸球囊提供的潮气量并不准确，不适合持久通气，如患者情况未能改善，应寻求下一步的生命支持，如环甲膜穿刺、气管插管等。

（9）检测步骤：①挤压球体，球体易被压下，鸭嘴阀张开；将手松开，球体很快自动弹回原状，说明鸭嘴阀、进气阀功能良好。②将出气口用手堵住并关闭压力安全阀，挤压球体时，球体不易被压下，说明球体、进气阀、压力安全阀功能良好。③将出气口用手堵住并打开压力安全阀，挤压球体时，有气体自压力安全阀溢出，说明压力安全阀功能良好。④将储氧袋接在患者接头处，挤压球体，鸭嘴阀张开，使储氧袋膨胀，堵住储氧袋出口，挤压储氧袋，检查储氧袋是否漏气。⑤将储氧袋接在患者接头处，挤压球体，使储氧袋膨胀，挤压储氧袋，可见呼气阀打开，气体自呼气阀溢出，说明呼气阀功能良好。⑥将储氧袋接上储氧阀，并接在患者接头处，挤压球体，使储氧袋膨胀，堵住储氧阀出口，挤压储氧袋，气体自储氧阀溢出，说明储氧安全阀功能良好。

（陈丽映　张志）

第七节 除颤仪使用技术

除颤仪（图3.7.1）是医院必备的急救仪器，它可产生较强的、能量可控的脉冲电流作用于心脏，用来消除心律失常，使之对窦房结重获指挥权，心脏恢复为正常的窦性心律。烧伤患者需电复律者，除颤仪是抢救的必备设备。

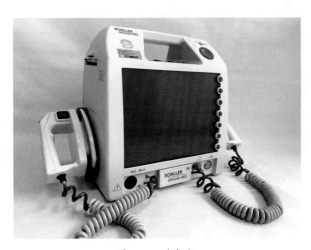

图3.7.1　除颤仪

一、适应证

（1）同步电除颤适应于心房颤动（房颤）、心房扑动（房扑）、室上性心动过速、室性心动过速等快速心律失常。

（2）非同步电除颤适用于各种原因造成的心室颤动。

二、禁忌证

（1）缓慢心律失常，包括病态窦房结综合征。

（2）洋地黄过量引起的心律失常（除心室颤动外）。

（3）伴有高度或完全性传导阻滞的房颤、房扑、房性心动过速。

（4）左心房巨大，心房颤动持续1年以上，长期心室率缓慢者。

三、用物准备

除颤仪、导电糊、0.9%氯化钠注射液、无菌方纱，如图3.7.2。

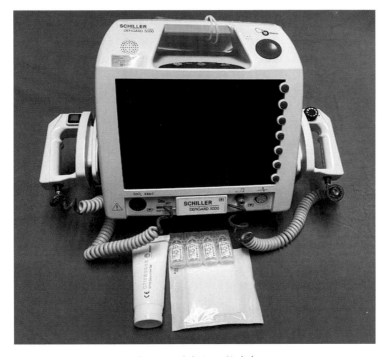

图3.7.2 除颤仪用物准备

四、操作程序

1．评估

（1）患者的病情、意识、生命体征。

（2）心率、心律。

（3）皮肤情况。

（4）除颤仪的性能。

2．实施

（1）患者去枕平卧（使用悬浮床的患者关闭悬浮床）。

（2）松解衣物及外周敷料、暴露胸部（擦除外用药物）。

（3）移开胸前区电极片，去除金属饰物及导电物质。

（4）打开除颤仪，阳电极置于心底（胸骨右缘第二肋间），阴电极置于心尖部（左腋前线第五肋间），如图3.7.3。电极板与皮肤紧密接触，分析患者心律，确认是否需要除颤。

（5）擦净除颤部位皮肤。

（6）选择"除颤"档。

（7）电极板上均匀涂抹导电糊（或包上盐水纱布）。

（8）根据病情选择除颤方式及合适能量（选择非同步除颤模式，双相波200J，

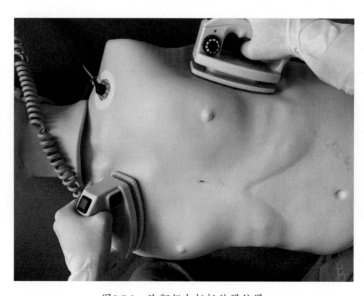

图3.7.3 除颤仪电极板放置位置

单相波360J）。

（9）再次确认患者心电示波需要除颤。

（10）充电，待显示屏显示充电完成。

（11）放电前环顾患者四周，嘱旁人离开。

（12）再次观察心电示波确定除颤。操作者两臂伸直，两手紧压电极板于胸部，自己身体离开床沿，放电。

（13）放电后电极板仍要紧贴皮肤，观察心电示波。

（14）若除颤成功，恢复窦性心律，移开电极板，继续心电监护（除颤不成功可再次除颤）。

（15）擦净患者皮肤，整理用物。

五、关键环节

（1）谨记除颤原则：最先发现最熟悉最近者实施除颤。

（2）牢记除颤操作口诀：一定二涂三选四充五放。

（3）除颤仪使用过程中断开电源，使用直流电，禁止使用交流电。

（4）电极板与人体胸部接触部位，不能贴心电监护电极片。

（5）在涂抹导电糊时，禁止使用两电极板贴合摩擦的C形法，因为在除颤仪开机状态下，两块电极板是绝对不允许发生接触的。

（6）除颤操作时，严禁使用酒精，以免造成患者灼伤。

（7）每次使用后，彻底除去电极板上的导电糊，保持电极板清洁。

（8）非同步除颤的指征为室颤、室扑，同步除颤指征为房颤、房扑、室速、室上速。

（9）每天质检，处于备用状态时持续充电。

（陈丽映　张志）

第八节 心电监护仪使用技术

心电监护仪（图3.8.1）能够对患者的心率、脉搏、呼吸、血氧饱和度、血压等相关指标实施监测，以便医护人员能够通过心电监护仪更加清晰、直观地把握患者的生命体征，继而根据患者的具体情况进行诊断、分析，保证患者的安全，同时也大大减轻医护人员的工作量。因此，医护人员对心电监护仪的正确操作至关重要。

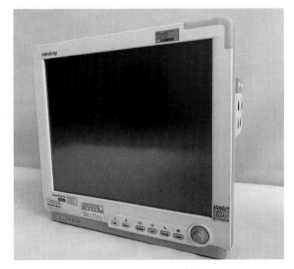

图3.8.1 心电监护仪

一、适应证

（1）病情危重，随时可能发生病情变化需要进行抢救。

（2）重症监护。

（3）严重创伤或大面积烧伤的患者、头面颈部烧伤、吸入性损伤、烧伤合并严重并发症。

（4）休克期，需要密切监测生命体征。

（5）各种复杂或者大面积烧伤手术后。

（6）使用呼吸机辅助呼吸，并需要严密监测生命体征。

（7）实施连续性肾脏替代治疗，并需要严密监测生命体征。

（8）其他有生命危险，需要严密监测生命体征。

二、用物准备

心电监护仪、（一次性）血氧饱和度探头、电极片、无菌方纱等，如图3.8.2。

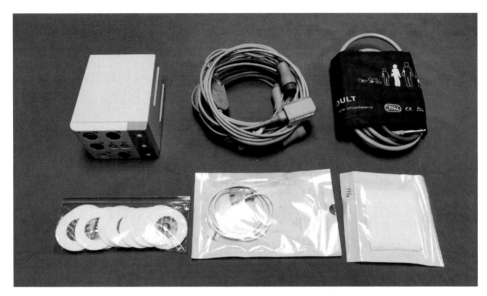

图3.8.2 心电监护仪用物准备

三、操作程序

1．评估

（1）患者病情、意识、合作程度、心理状态、过敏史。

（2）患者皮肤情况。

（3）监护仪的性能。

2．实施

（1）安装所需要的模块，连接好监护仪电源线及各监护线。

（2）开机，设置患者的基本信息。

（3）清洁患者皮肤，贴电极片、连接血氧饱和度探头，监测患者生命体征变化，根据医嘱及患者的病情测量血压。

（4）设置心率、脉搏、呼吸、血氧饱和度、血压等报警高限、低限。

（5）加强巡视患者，指导患者勿随意摘下各导联线。

（6）患者外出检查或手术可以选择"待机"键，进入待机模式。

四、关键环节

（1）粘贴电极片时，手不可接触电极片中心的导电凝胶。

（2）报警音量的设置必须保证护士在工作范围内能够听到。

（3）使用悬浮床患者进行监护时，导线连接处不应放在震动的床体上，而应置于平稳位置或床体外以减少干扰，如图3.8.3。

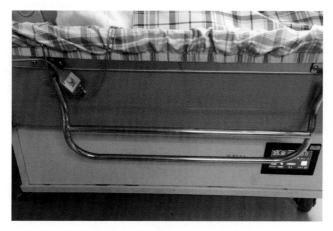

图3.8.3　导线连接处放置位置

（4）末梢循环差、肢体远端坏死、四肢截肢等不易测量血氧饱和度的患者，可以选择耳郭（图3.8.4）或加用电极片导电凝胶粘贴在身体其他部位（图3.8.5）。

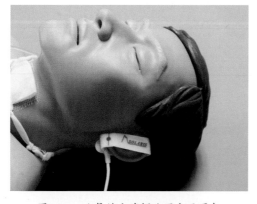

图3.8.4　血氧饱和度探头固定于耳郭

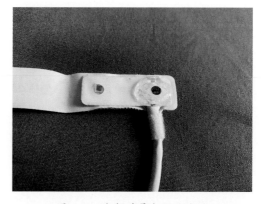

图3.8.5　电极片导电凝胶应用

（5）每班检查患者电极片粘贴部位的皮肤情况。出现红疹或水疱，及时更换电极片位置，修剪电极片保留导电凝胶部位。揭除电极片时应使用湿热毛巾热敷局部，或者使用凡士林棉球擦拭局部皮肤后再揭除。

（6）连续监护时，24～72h应更换电极片，发现电极片卷边、粘贴不牢、脱落或影响监护效果时应及时更换。

（7）心电监护干扰（多波形或无波形）：①排除来自信号输入端的干扰，如导线连接处松脱、导联线连接错误、导联线老化，电极片松脱。②患者活动、溶痂创面、创面外涂药物影响。

（8）血氧监测异常排查，查看患者病情、生命体征，再查看指示灯、连接线是否松脱，检测血氧探头性能，当排查出血氧探头故障时应更换血氧探头。此外，强光环境、探头的位置与方向、运动或者涂指甲油也会影响血氧饱和度的监测。

（赵汝玲　陈丽映）

第九节 心电图机使用技术

心电图检查是通过心电图机（图3.9.1）将每一次心动周期产生的心电流放大，并扫描成曲线的检查方法。其主要用于检查患者心脏功能、描记心房及心室的电激动，影响人体表面不同部位的电位差，可为病理或生理研究方面提供分析及诊断依据。它对诊断心脏疾病，尤其是心律失常有重要意义。

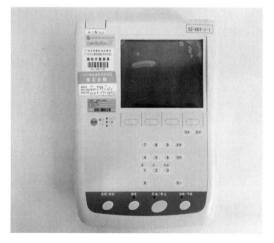

图3.9.1　心电图机

一、适应证

（1）诊断心律失常、心肌梗死。

（2）了解某些药物（如洋地黄、奎尼丁）和电解质紊乱对心肌的作用。

（3）协助诊断心室及心房肥大、心肌炎、心肌病、冠状动脉供血不足和心包炎等。

（4）体检、术前检查。

二、用物准备

心电图机、无菌方纱、无菌棉签、75%酒精（图3.9.2）。

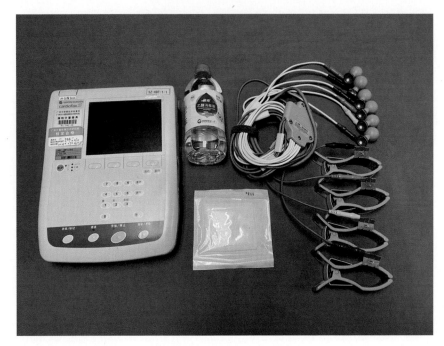

图3.9.2 心电图机用物准备

三、操作程序

1．评估

（1）患者的病情、意识、生命体征、合作程度、心理状态。

（2）肢端血运、四肢及胸部皮肤情况。

（3）心电图机的功能。

（4）病房环境。

2．实施

（1）患者取平卧位，注意保护患者隐私。

（2）接好电源，按电源键开机。

（3）按"患者"键，提示输入ID号，按"输入"键光标移动至"性别"，按"性别更改"输入性别，按"输入"键光标移动至"年龄"，输入年龄，按"OK"键确定。

（4）先将受检者双侧腕部及双内踝上部暴露，并用酒精纱布擦拭脱脂。

（5）按规定接好各导联线。

肢体导联连接：右上肢→红线，左上肢→黄线，左下肢→绿线，右下肢→黑线。

胸导联连接：V1→胸骨右缘第四肋间，V2→胸骨左缘第四肋间，V3→V2与V4连接的中点，V4→左锁骨中线与第五肋间交点处，V5→左腋前线与V4同一水平，V6→左腋中线与V4同一水平。

（6）当有外界干扰、波形失真时，可以按"滤波"键消除外界干扰。

（7）按"开始"键就会自动记录并打印10s的心电波形。

（8）操作完毕后取下各导联，按"电源"键关机，拔掉电源，消毒。

四、关键环节

（1）心电图纸的安装：按下纸仓释放钮，打开仓门，心电图纸网格面朝上，黑色感应点在下方，水平送入心电图纸，关闭仓门。取出心电图纸：按下纸仓释放钮，把手指伸入底面孔洞，将图纸向上向外托出。

（2）定时进行时间校准：同时按"滤波"和"电源"键1~2s进入系统设置，选择仪器设置，进入"日期/时间"，按"输入"键，设置完成后，关机。

（3）心电图机默认自动方式，指示灯亮，若需要手动方式，则按"手动/自动"转换键，指示灯灭，为手动方式。

（4）不要同时使用新、旧电极。不要让电极接触液体。不要使用湿的电极。

（5）应在短时间内测定心电波形，时间过长皮肤会出现红肿。

（6）胸前区烧伤的患者，无法连接胸导联，根据病情选择肢体导联，必要时行心脏彩超检查。

（赵汝玲　陈丽映）

第十节　纤维支气管镜吸痰的配合技术

重度吸入性损伤患者由于呼吸道纤毛和上皮细胞损伤，黏膜充血、水肿和气道渗出，从而导致黏膜纤毛运输系统清除多余黏液和其他分泌物的能力降低，使细菌蓄积并增加感染的可能性，进而导致严重的支气管痉挛和肺泡损伤，肺泡支气管液中大量炎症因子可持续对气道造成损伤，易使患者出现气管和支气管黏膜水肿、气道阻塞、肺水肿、肺部感染和急性呼吸窘迫综合征（ARDS）等。常规雾化吸入和加压式吸氧机治疗效果不佳，容易造成患者呼吸困难，呼吸阻力显著增加，气体交换量下降明显。纤维支气管镜气道灌洗，可以立刻评估气道情况，充分吸引出气道排泄物，彻底清除支气管和肺泡中坏死脱落的黏膜组织及黏稠的痰液，恢复气道通畅，减轻支气管阻塞，改善呼吸功能。纤维支气管镜有助于评估吸入性损伤患者病情和预后，已广泛应用于吸入性损伤患者的治疗，提高吸入性损伤患者救治成功率。

一、用物准备

（1）治疗室备物：治疗车、纤维支气管镜、冷光源、无菌治疗巾、无菌弯盘、75%酒精、0.9%氯化钠注射液、轻质液状石蜡、2%利多卡因、一次性无菌手术衣、10mL注射器、外科手套、无菌方纱；必要时准备咪达唑仑注射液、一次性吸痰器、无菌剪刀，如图3.10.1、图3.10.2。

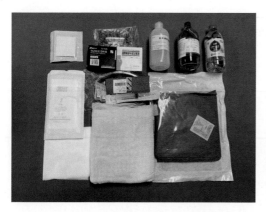
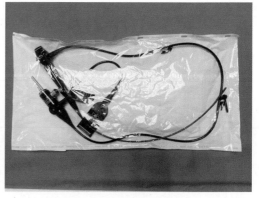

图3.10.1　纤维支气管镜用物准备　　　　图3.10.2　纤维支气管镜

（2）床边备物：负压吸引装置、0.9%氯化钠注射液、简易呼吸球囊、心电监护仪、抢救车、除颤仪。

二、操作程序

1.评估

（1）患者的病情、意识、生命体征、血氧饱和度、合作程度、心理状态。

（2）气道有无梗阻、鼻腔有无出血。

（3）呼吸音、啰音。

（4）仪器的性能、负压吸引装置。

2.实施

（1）遵医嘱禁食。

（2）病床拉出，床头留出一定空间，患者取去枕平卧位，肩部垫高，头稍后仰，不能平卧者，可取坐位或半坐卧位便于操作。

（3）戴无菌手套取纤维支气管镜。

（4）患者给予呼吸机辅助呼吸同时吸入纯氧2min，使血氧饱和度维持在98%~100%，预防低氧血症。

（5）给予无菌纱块蘸取液状石蜡润滑纤维支气管镜，如图3.10.3，调节负压，使用0.9%氯化钠注射液试吸，调节冷光源至视野最佳。

（6）在不断开呼吸机管道的情况下，一名护士全程固定气管套管或气管插管，并用75%酒精方纱消毒气管套管三通管接口的活瓣密闭端。

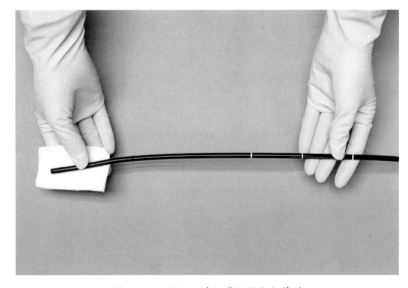

图3.10.3　液状石蜡润滑纤维支气管镜

（7）协助医生经气管套管三通管接口的活瓣密闭端将纤维支气管镜送入气管，至气管隆嵴处遵医嘱经纤维支气管镜侧孔注入2%利多卡因进行表面麻醉。

（8）灌洗前行纤维支气管镜探查，如在镜下见黑渣样物质黏附在气管、支气管壁或堵塞气道的，则先行负压吸出，负压值-13.33～-3.33kPa。边插入边充分吸出气道内的黏液。

（9）若气管内痰液黏稠或黑渣样物质不易吸出时，从纤维支气管镜侧孔注入0.9%氯化钠注射液10～20mL，停留10s后予以负压吸引，分泌物较多的肺叶可重复灌洗，0.9%氯化钠注射液总量控制在100mL左右。

（10）必要时在纤维支气管镜下采集分泌物行微生物培养及药物敏感试验。将一次性使用吸痰器连接纤维支气管吸引孔，留取痰标本，如图3.10.4。

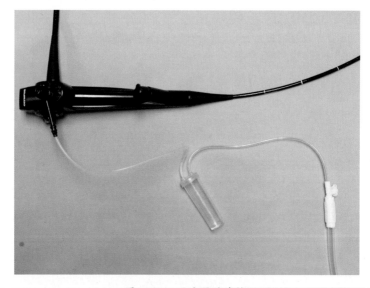

图3.10.4　吸痰器的连接

（11）使用纤维支气管镜过程中密切监测患者的生命体征，若患者出现心率进行性增快（超过140次/min）或出现心律失常或血氧饱和度下降（＜90%），则立即退出纤维支气管镜，并给予吸纯氧，直至血氧饱和度上升至95%后继续操作。

（12）纤维支气管镜使用完毕按消毒技术规范进行消毒。

三、关键环节

（1）操作过程遵循无菌技术操作原则。

（2）连接光纤时，避免碰撞，注意不能过度弯曲、打折，避免损坏光纤。

（3）操作动作要求轻柔，避免反复刺激气管壁及各肺叶。

（4）在行纤维支气管镜治疗时机械通气不停止，给予纯氧吸入，每次操作时间不超过20min。

（5）呼气末正压（PEEP）＞5cmH$_2$O，操作前应逐步降低PEEP水平，每次降低2cmH$_2$O，调节PEEP值至5cmH$_2$O以下。

（6）有特殊感染的患者使用后纤维支气管镜使用双层黄色废物袋密封，送供应室消毒。

（陈丽映　张志）

第十一节 床边血液净化机的使用技术

血液净化治疗技术可一定程度清除游离毒素、减少血液中过度的炎性介质，净化血液，维持水电解质酸碱平衡，具有维持血流动力学稳定的作用，达到治疗疾病的目的。连续性血液净化可以对炎症反应产生阻断作用，全面降低炎症指标，使得免疫状态能够逐步恢复正常，以此来改善患者全身血流情况，有效提升组织灌流效率。与此同时，连续性血液净化能够改善烧伤患者感染期高热情况，使得基础代谢率有效降低。

一、适应证

急慢性肾衰竭、脓毒症、急性中毒、严重酸碱平衡失调及电解质紊乱、多脏器衰竭等。

二、用物准备

血液净化机、体外循环管路、置换液、0.9%氯化钠注射液（规格：3L、50mL、10mL）、电解质溶液（10%氯化钠注射液、氯化钾注射液、10%葡萄糖酸钙注射液或10%氯化钙注射液等）、碳酸氢钠注射液、抗凝药物（肝素钠、克赛、4%枸橼酸钠）、无菌治疗巾、换药包、无菌方纱、胶布、无菌注射器（20mL、10mL、5mL、2.5mL）、输液器、三通接头、动脉采血器、2%葡萄糖酸氯己定消毒液、无菌棉签、75%酒精棉片、碘伏棉片、无菌弯盘、检查手套等。

三、操作程序

1．评估

（1）患者病情、意识、生命体征、合作程度、心理状态。

（2）实验室检查结果：血气分析、凝血指标。

（3）置管部位、外露长度、穿刺点情况，导管是否通畅。

（4）血液净化机的性能。

2．实施

（1）接到医嘱及连续性肾脏替代治疗（CRRT）治疗单。

（2）配置换液体。

（3）开机、自检。

（4）单击屏幕右上角时间查看各秤误差。

（5）点击"继续"选择"新病人"及"新预冲"。

（6）选择治疗模式。

（7）选择抗凝方式。

（8）按指引安装管路、识别管路配套。

（9）按指引连接各类液体。

（10）点击"预冲"进入自动预冲程序。

（11）调节参数。

（12）开管，连接患者治疗。

（13）用止血钳固定好管路，导管接头处使用无菌方纱包好，外层再用无菌治疗巾包好，妥善固定。

（14）治疗完成回血并封管。

（15）卸下管路、各液体袋。

（16）各秤复位、关机。

四、关键环节

（1）遵循无菌技术操作原则。

（2）严格遵守查对制度，包括管路安装、治疗参数、置换液配制及标本采集。

（3）各秤绝对值相加和＞20重新校准。PBP秤上需多挂一瓶100mL液体以降低秤头敏感性。

（4）充分预冲。一个预冲周期为5min，前3min慢，后2min预冲速度快时需自下而上轻敲滤器以排尽空气，时间充足情况下预冲2遍，并浸泡管道大于1h，预防早期滤器凝血。

（5）保证各管路连接紧密、牢固、通畅。

（6）开始治疗时引血和结束治疗回血速度均不宜太快，血流量设置在100mL/min以下为宜，如血压保持稳定，逐渐增加血流量，并根据病情需要调节脱水速度。

（7）专人床旁监测，严密观察患者生命体征、意识及主诉。

（8）准确记录治疗参数及量、匀速脱水，保持循环稳定。

（9）合理安排输液。治疗过程中尽量减少抗生素、血管活性药物及营养物质，如氨基酸等中小分子物质输入，避免引起低血压，影响药物吸收。

（10）根据患者情况及治疗需要，设置加热器温度。

（11）使用抗凝剂时，密切观察患者有无出血倾向及滤器凝血情况。

（12）观察治疗情况，发生报警时，迅速根据机器提示进行操作，解除警报。如警报无法解除且血泵停止运转，则立即停止治疗，回血。

（13）机器电源断开时，立即重新插回去，如果界面不能恢复，使用手摇泵紧急回血。

（14）常见报警事件及处理方法。

动脉压力呈极端负值状态：①动脉管道夹住或扭结；②动脉采血导管内凝血；③导管在静脉内位置偏移；④患者体位改变。处理方法：检查管路有无打折、扭结；调整导管位置，观察血流量是否改变；使用0.9%氯化钠注射液冲管，检查管道是否通畅；重新摆好体位。

静脉压力呈极端正值状态：①静脉管道夹住或扭结；②静脉导管内凝血；③导管在静脉内位置偏移；④静脉导管堵塞，有血栓形成；⑤体位循环静脉端凝血；⑥血压升高、血流速度加快。处理方法：同动脉压力报警处理方法。

静脉压下降：①血压下降；②血流速度减慢；③动脉端导管位置不良，血流量不足；④动脉端管路扭结、受压；⑤透析器凝血；⑥导管与体外循环管路脱开；⑦血液稀释，血流阻力下降。处理方法：血压下降，先暂停脱水治疗，减慢血流速度，报告医生，输注胶体或其他液体，补充血容量；治疗前将导管动、静脉端与管路的动、静脉端连接准确；治疗期间注意检查各管道及连接处。

跨膜压（TMP：0~300mmHg）高：①传感器失灵；②滤器凝血。处理方法：①检查传感器是否接触不良；②降低置换液流速；③增加血流速度；④减少患者每小时脱水量；⑤增加抗凝剂用量；⑥处理后无法降低TMP应停止治疗、回血，根据患者治疗需要更换配套。

滤器下降压（ΔP：0~150mmHg）高：①管道夹住或扭结；②传感器失灵。处理方法：①降低血流速度，不能有效降低ΔP时回血停止治疗或更换配套；②当ΔP达到250mmHg并不能有效降低时，请勿回血，以免引起血栓。

滤器阻塞处理方法：①结束治疗，回血或更换配套继续治疗；②TMP达到或超过450mmHg或当ΔP达到250mmHg结束治疗，勿回血。

血液中有气泡：①预冲排气不充分，管道、滤器有气泡；②配套安装不够紧密；③气泡捕捉器失灵。处理方法：①先把血泵停止，将静脉壶保护帽的地方断开，使用20mL注射器抽空气，进行排气；②将气泡赶至静脉壶，调节液体平面。

（陈瀚熙）

第十二节 体外膜氧合治疗护理技术

体外膜氧合治疗（extracorporeal membrane oxygenation，ECMO），又称体外生命支持，是指通过静脉内插管将血液从体内引流到体外，经膜式氧合器（膜肺）氧合并排出二氧化碳后，再用驱动泵将血液经动脉或者静脉灌入体内，以维持人体各个器官的灌注和氧合，可以有效改善低氧血症，对严重的可逆呼吸衰竭和（或）循环衰竭的患者提供长时间的心肺支持，使心肺得到充分休息，为抢救患者和患者心肺功能恢复赢得时间。根据血液回输的途径不同，ECMO技术主要有静脉到静脉（venovenous ECMO，VV-ECMO）和静脉到动脉（venous-arterial ECMO，VA-ECMO）两种形式。

一、适应证

呼吸衰竭、心力衰竭等。

二、禁忌证

相对禁忌：病变不能逆转或无相应治疗措施，显著出血倾向，中枢神经系统损害，晚期恶性肿瘤，严重肝脏功能障碍，呼吸机高压/高氧浓度大于7天。

绝对禁忌：主动脉重度关闭不全，急性主动脉夹层动脉瘤。

三、用物准备

活化凝血时间检测仪、止血钳、手摇泵、耦合剂、手电筒、抢救设施等。

四、操作程序

1. 评估
（1）患者生命体征、意识、尿量、尿色、下肢血运情况及足背动脉搏动情况。

（2）患者血气分析、各项凝血指标。

（3）仪器性能及配件齐全。

2. 实施
（1）患者行ECMO治疗期间，应给予充分镇静镇痛。

（2）常规拍胸片，确认ECMO导管位置及插管位置。每班检查置管情况：管路置入深度、外露长度、缝合固定情况、有无调整位置。妥善固定管路，防止非计划拔管，各接头连接良好，接口紧密稳固。管路有无抖动，如有异常及时通知医生。用手电筒照管路及膜式氧合器有无血栓，如有血栓拍照对比。

（3）保证膜式氧合器持续不间断供氧，观察膜式氧合器出气口有无渗漏，密切观察离心泵的转速与流量，流量应保持恒定。观察水箱工作是否正常，温度是否适宜，水位线是否合适。

（4）抗凝治疗期间，严密监测各项凝血指标，观察有无出血，如穿刺部位出血、皮肤黏膜出血、脑出血、消化道出血等情况。各项护理操作应动作轻柔，避免损伤引起出血。

（5）溶血的观察：监测血浆游离血红蛋白浓度及患者尿量、尿色。

（6）监测患者各项灌注指标，观察尿量、侧支循环、肢体末梢血运（皮肤温度、颜色、足背动脉搏动情况）。

（7）严密监测患者体温变化，做好保暖。ECMO转流期间温度太高，机体氧耗增加；温度太低，易发生凝血障碍和血流动力学紊乱。因各留置管道、氧合器均处于室温环境下，在血流经过时，会降低血液温度，降低患者体温，为了维持血液温度在36.5～37.5℃，可在病床放置变温毯，也可利用膜式氧合器中的血液变温装置保持体温。

（8）撤机后护理。①限制穿刺侧肢体活动，穿刺点局部加压包扎24～48h，可外科缝合或微创加压包扎。②观察穿刺侧肢体及穿刺点有无渗血、瘀血和肿大，可通过测量腿围、超声检查等评估下肢血液血流情况，必要时药物抗凝。③伤口及时换药，观察伤口愈合情况。④观察患者足背动脉搏动、血液循环及温度变化。

五、关键环节

1．影响ECMO灌注流量的原因

（1）管道受阻：患者体位改变，躁动，插管移位，管道扭结受压。

（2）容量不足，中心静脉回流减少：出血、尿量多、CRRT负平衡、液体补充不足。

（3）高血压：外周血管阻力大。

（4）心肌顿抑：严重低心排。

（5）活化凝血时间（ACT）、活化部分凝血活酶时间（APTT）过低：ECMO系统容易凝血。

解决方案：①管道受阻。床旁超声，床旁X线，确认插管位置，解决管道受阻。②容量不足，中心静脉回流减少。输血补液，补充容量。③高血压。加强镇静，扩展血管，降低血压。④心肌顿抑。终止ECMO。⑤ACT、APTT过低。加强监测，调整肝素用量。

2．影响血氧饱和度低的原因

（1）患者因素：心输出量下降导致血循环量不足，周围循环衰竭、贫血，肺部疾患等各种原因导致氧合功能降低。

（2）ECMO氧合器故障。

（3）ECMO低流量灌注。

（4）体内氧耗增加：发热，患者烦躁。

解决方案：①立即做血气进行对照。②按ECMO灌注流量的调控方法处理。③检查ECMO氧气系统，提高氧浓度，适当加大氧流量。④维持患者体温36～37℃。

3．ECMO氧合器异常情况

故障表现：①动脉氧分压和氧饱和度进行性下降，二氧化碳分压升高。②肉眼观察可以见到膜肺氧合后的血液颜色暗红（发黑），与膜肺氧合前静脉血颜色无明显的差别，膜肺的氧合交换功能失效。

解决方案：①检查膜肺气源管路和气流表/氧浓度调节阀，重新调整。②ECMO期间避免使用脂类药物，以免堵塞膜肺。③出现血浆渗漏或者膜肺内血栓形成时，如患者已接近恢复，可考虑停止ECMO，否则需要更换膜肺。

4．ECMO离心泵-转速监测不显示

（1）流量耦合剂干燥（传感器中断）。

（2）电源中断、UPS电池耗尽。

（3）机械故障。

解决方案：①更换耦合剂。②检查离心泵电源、开关，恢复电源。常备UPS电源，防止电源线被人为断开。③机械故障，立即使用手动驱动离心泵维持血流，更换ECMO机，通知厂家维修人员。

5．离心泵内有气体，ECMO管道内出现气泡

（1）预充排气不彻底。

（2）ECMO负压段部分密闭不全（三通、接头等部位常见）。

（3）从负压段给药、抽血、测压而进气。

解决方案：①ECMO转机前全面严格检查。②检查漏气部位及原因，加固密闭。③停泵，排气。④非紧急情况，不得在ECMO管道中加药，抽血。

6．ECMO管道意外脱出

静脉端插管脱出，气体进入管道。动脉端插管脱出血液大量流出管外。

（1）插管位置太浅。

（2）插管后未充分固定，患者改变体位或躁动，导致管道意外脱出。

解决方案：①掌握插管置管深度，置管后充分固定。②ECMO期间患者应充分镇静，防止躁动。③如果插管脱出，立即用阻断钳夹住脱出的管道，同时按压出血部位，停机。④外科止血，补充血容量，重新插管。

7．出血的预防及护理

监测血小板计数、APTT等凝血指标，必要时遵医嘱输注相应血制品。

（1）ACT（激活凝血时间）维持范围：160～200s。

（2）遵医嘱合理使用肝素。

（3）无活动性出血：ACT维持在160～200s。

（4）有活动性出血：ACT维持在130～160s。

（5）高流量、脏器出血或胸腔引流进行性增多，ACT可维持在低限水平。

（陈瀚熙）

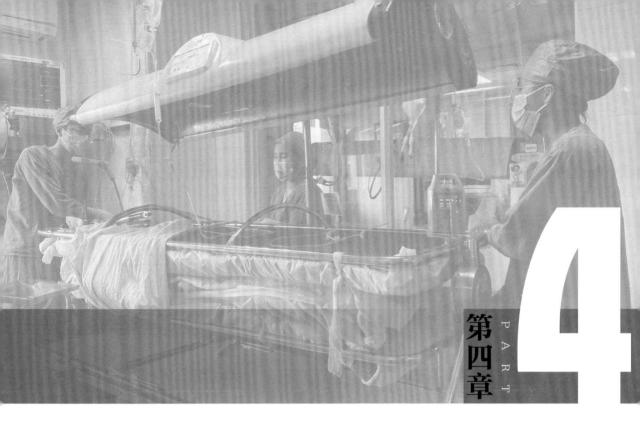

第四章

PART

4

烧伤重症监护病房
常用仪器操作技术

第一节 翻身床操作技术

翻身床（图4.1.1）通过翻转上、下2个床片使患者避免身体前、后受压时间过长，可以减轻创面压迫，促进血液循环、加速结痂，预防和控制感染；翻身床能使烧伤创面充分暴露，促进创面干燥结痂，防止压力性损伤；便于创面观察及清创换药，保证植皮术后皮片的存活，预防创面加深和局部长期受压部位形成瘢痕；对于会阴部、臀部烧伤患者能使医护人员更好地处理大小便，减轻患者痛苦。适用于抢救、治疗、转运。

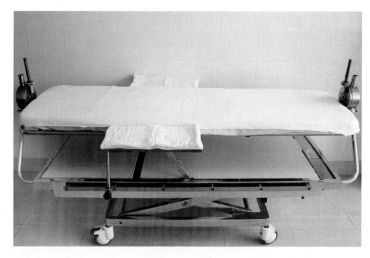

图4.1.1 翻身床

一、适应证

适用于大面积烧伤48h后，尤其是躯干环形烧伤及臀部、会阴部烧伤的患者，以及全身多发性压力性损伤患者的翻身护理。

二、禁忌证

禁用于极度衰弱的患者，严重心脑血管疾病的患者；严重头面部烧伤，吸入性损伤或大面积烧伤急性体液渗出期（伤后48h内）的患者；全麻术后当天、心力衰竭、全身极度水肿、使用冬眠药物及病情危重、昏迷者。

三、用物准备

翻身床、灼伤纱①、吹风纱、护身带、检查手套、枕头或海绵垫、输液架（必要时），如图4.1.2。

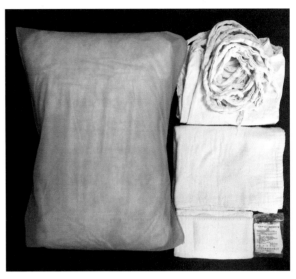

图4.1.2　翻身床用物准备

四、操作程序

1. 评估

（1）患者病情、意识、生命体征、合作程度、心理状态、大小便情况。

（2）烧伤面积及部位。

（3）气道情况、各类管道。

（4）翻身床性能是否处于备用状态。

2. 实施

仰卧位翻身至俯卧位：

（1）戴手套，移去床下的杂物并清理便器。

（2）放平床头，如图4.1.3。

（3）协助患者双手紧靠躯体，双下肢并拢。

（4）固定整理好各类管道，

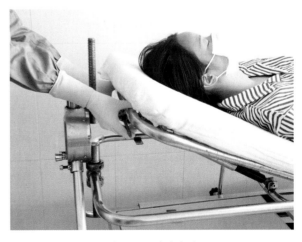

图4.1.3　放平床头

---

① 灼伤纱：45cm（长）×30cm（宽），用于烧伤创面包扎敷料，为一次性用品。

放置于同一侧，如图4.1.4；留置尿管者，倾倒尿液，夹闭尿管，尿袋放置于双腿之间，如图4.1.5。

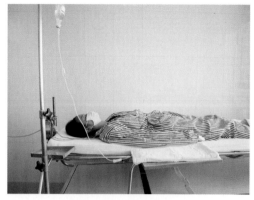
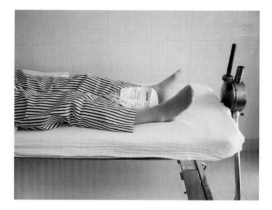

图4.1.4　管道整理　　　　　　　　　　　　　图4.1.5　尿袋放置

（5）额头、会阴部铺灼伤纱，再从上到下铺护理垫，如图4.1.6；躯干暴露的患者先铺灼伤纱，再铺护理垫。

（6）在小腿放置枕头，如图4.1.7。

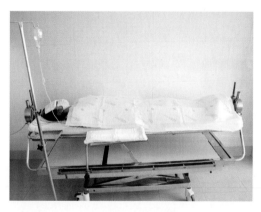
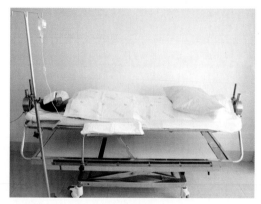

图4.1.6　铺护理垫　　　　　　　　　　　　　图4.1.7　小腿放置枕头

（7）双人放置床片，若患者有气管切开，注意床片上缘距离气切口大于5cm，如图4.1.8。

（8）拧紧床两端的螺丝，如图4.1.9。

（9）放下支撑架，如图4.1.10。

（10）护身带绕过上下床片并包住患者双上肢，开口与各类管道同一边，并旋紧护身带，如图4.1.11。

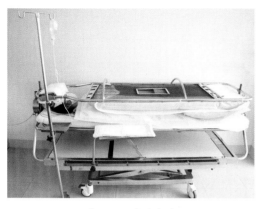

图4.1.8 放置床片

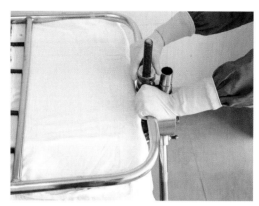

图4.1.9 拧紧螺丝

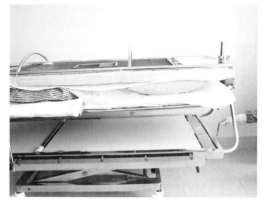

图4.1.10 放下支撑架

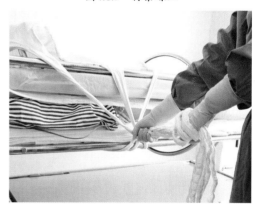

图4.1.11 旋紧护身带

（11）再次检查螺丝是否拧紧。

（12）握护身带者下令翻身，两名翻身者一手抓住底床片，一手拉开安全弹簧旋转90°卡住（图4.1.12），双手掌心相对，分别固定上下床片（图4.1.13），翻动翻身床至180°。

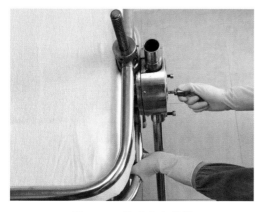

图4.1.12 拉开安全弹簧

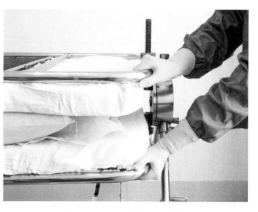

图4.1.13 双手固定床片

（13）两名翻身者一手固定底床片，另一手拉安全弹簧复位。

（14）再次确认安全弹簧复位，松护身带。

（15）摇高支撑架，松螺丝，撤床片。

（16）掀开患者身上覆盖的灼伤纱，尽量让创面暴露，必要时予烤灯照射。

（17）整理好各类管道，保持各管道通畅，协助摆好体位，保持四肢充分外展，如图4.1.14。

俯卧位翻身至仰卧位同理。

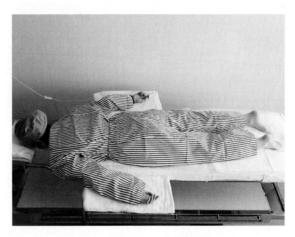

图4.1.14　体位摆放

五、关键环节

（1）初次翻身，俯卧时间不宜过长，应根据患者的耐受情况，适当调整翻身时长，应加强巡视。

（2）气管切开者，翻身前先检查气管套管系带是否牢固，吸痰；放置床片时，床片上缘与气管套管距离大于5cm（图4.1.15），分离螺旋接头，完成翻身后立即接上螺旋接头，或者根据医嘱试脱机，加强巡视。

（3）翻身过程中要注意患者的反应，若有异常情况要及时检查处理。

（4）管道摆放：所有管道与静脉穿刺部位同侧。

（5）俯卧或仰卧位时，均要注

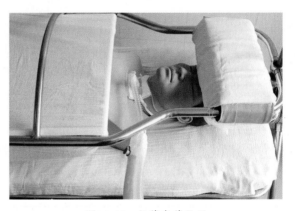

图4.1.15　气管套管位置

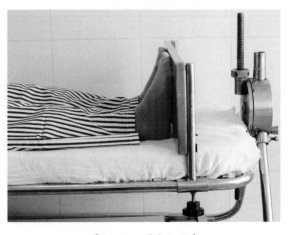

图4.1.16　预防足下垂

意踝关节的功能位，骨突处特别是骶尾部、足跟、枕部等，勿受压，足部用挡板支撑，预防足下垂，如图4.1.16；俯卧位时避免压迫眼眶。

（周继涛）

第二节 悬浮床操作技术

悬浮床（图4.2.1）利用固体流态化原理技术，使床体内微颗粒在空气动力的作用下呈现出液体流动性质，会产生很大的悬浮力，当患者躺卧时，人体与床面的接触面积会很大，而单位面积的接触压力会很小，能减轻压力性损伤的发生。床面具有良好的透气性能、干燥性能，流经人体表面的气流舒缓温暖、分布均匀、清洁干净，有助于创面迅速愈合。床内的微颗粒除了能够为人体提供柔软而有力的支撑之外，还可以吸附患者的渗出液，阻止了细菌繁殖和交叉感染，有效地保证了患者能够在洁净环境下治疗与康复。

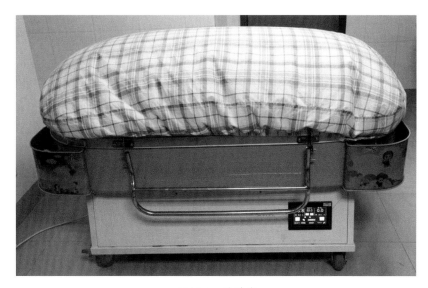

图4.2.1 悬浮床

一、适应证

烧烫伤、创伤患者（特别在背部、臀部、双下肢者）、皮肤溃疡、疱疹患者、手术后及长期卧床患者的护理。

二、禁忌证

颈部牵引、非稳定的脊髓损伤、体重超过150kg或者身高超过2.05m的患者。

三、用物准备

悬浮床、床罩、灼伤纱、车边纱，如图4.2.2。

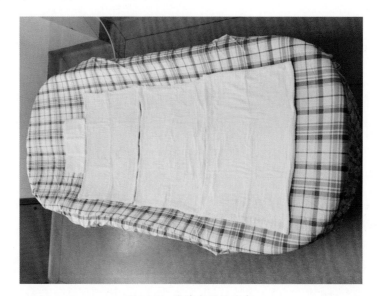

图4.2.2　悬浮床用物准备

四、操作程序

1．评估

（1）患者病情、意识、生命体征、心理状态、合作程度。

（2）体重、身高。

（3）悬浮床的性能。

（4）环境。

2．实施

（1）连接电源。

（2）准备床单位，床上放置车边纱、灼伤纱。

（3）根据患者病情设置温度（34～38℃）、浮力、工作模式。

（4）协助患者卧于悬浮床上。

（5）启动悬浮床。

（6）浮力评价：推动患者，有如在水上漂的感觉，说明浮力良好。

五、关键环节

（1）环境相对湿度不大于80%。梅雨季节应关闭门窗，抽风排湿，限制人员出入。

（2）休克期、手术后等体温较低者，可适当调高床温至36～38℃进行保暖；发热患者，可调低床温至30～34℃，或停用悬浮床1～2h，以利于患者降温。

（3）对于神志不清、烦躁不安的患者，予适当约束，防止坠床。

（4）避免将利器放置于悬浮床上，造成对滤单的损伤。

（5）每隔2～3h在悬浮床的两侧拖拉床单变更患者的体位，并配合背部按摩、叩击，进行上肢外展、下肢屈伸或抬高。

（6）定时于床两侧拖拉床单，如图4.2.3，避免床单被颗粒和人体压皱，影响浮力。

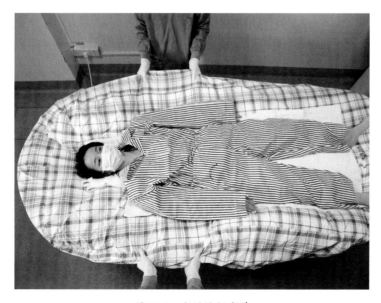

图4.2.3　定时拖拉床单

（7）卧悬浮床的患者活动范围相对较小，容易发生深静脉血栓，应及早指导协助患者进行肢体主动及被动活动。

（8）避免使用不透气的护理垫或中单，影响治疗效果。

（9）使用悬浮床时，不显性失水是平时的2倍，应注意输液量的调整及维持患者的水电解质平衡，准确记录24h出入量，预防高渗性脱水。

（周继涛）

第三节 高效辐射烧伤治疗机操作技术

高效辐射烧伤治疗机（图4.3.1）利用高生物效应宽频电融波谱大面积生物波照射，可以刺激肉芽及上皮组织生长，促进创面愈合。同时减少渗出，预防和控制感染。此外能够加速血液循环，促进药物疗效，达到加速治疗疾病的目的。

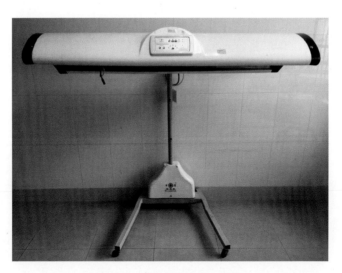

图4.3.1 高效辐射烧伤治疗机

一、用物准备

高效辐射烧伤治疗机。

二、操作程序

1．评估

（1）患者病情、意识、生命体征、心理状态、合作程度。

（2）环境有无易燃易爆物品。

（3）仪器的性能。

2．实施

（1）移动仪器到床旁，锁好脚轮刹车，插上电源，开机。

（2）暴露患者所需照射部位。

（3）根据病情需要设定温度及照射区域。

（4）根据治疗需要开启照明。

（5）治疗结束后，关闭电源。

三、关键环节

（1）治疗机为微电脑程序控制，使用时应避免强电磁场干扰，易燃、易爆物品切勿接近治疗机。

（2）使用中，"辐射架体"一般高于患者体表40~80cm。

（3）使用中严禁覆盖"感温头"。

（4）照射面部时，应用毛巾或眼罩遮盖双眼，以防眼睛干涩，或在医生指导下进行。

（5）照射部位尽量裸露，以提高疗效。

（6）使用治疗机时医护人员应定时检查，避免无效照射或灼伤患者。

（7）根据病情调节温度，如发热患者可调低温度或暂停使用，术后或休克期低温患者可调高温度，以患者感到舒适及达到治疗效果为宜。

（8）室温低时，设定温度可高于环境温度10℃以上。

（祝芳芳　陈丽映）

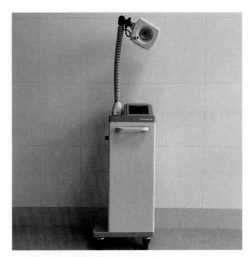

第四节 光子治疗仪操作技术

光子治疗仪（图4.4.1）是光子照射人体，被人体细胞线粒体强烈吸收，使线粒体的过氧化氢酶活性增加，蛋白合成增加，三磷酸腺苷分解增加，改善血液循环，从而促进肉芽组织生长，加速伤口的愈合，可以刺激损伤的末梢神经轴突生长，使神经髓鞘形成加快，加速骨骼肌肉再支配，骨痂愈合加快，同时可促进毛发生长。其操作简单，无创，无污染，安全可靠，有较高的临床使用价值。

图4.4.1　光子治疗仪

一、适应证

1. 光子治疗仪（蓝光460nm）

创面感染，预防外科Ⅰ、Ⅱ类手术切口感染，治疗外科Ⅲ、Ⅳ类手术切口感染，皮肤表面的各种化脓性感染、痤疮等。

2. 光子治疗仪（红光640nm）

常见的外科创面治疗：各种手术伤口（包括有金属内固定物的伤口）、外伤创面、烧伤、烫伤、冻伤等。

慢性难愈合创面治疗：压疮、糖尿病足溃疡、血管性（动脉性/静脉性）溃疡、创面感染、其他慢性溃疡等。

其他：糖尿病周围神经病变、痤疮、动静脉内瘘的护理等。

二、禁忌证

（1）对红光或蓝光过敏者，有传染性疾病者禁用。

（2）患有严重心、肝、肾或血液系统、神经系统疾病者禁用。

（3）孕妇使用时禁止照射腹部。

三、用物准备

光子治疗仪、墨镜/眼罩。

四、操作程序

1．评估

（1）患者病情、意识、生命体征、合作程度、心理状态、大小便情况。

（2）对红光或蓝光有无过敏。

（3）照射部位皮肤状况。

（4）仪器性能。

2．实施

（1）打开电源开关。

（2）放置好光子治疗仪，调节光源悬臂和转动灯光角度，将出光口对准治疗部位，并将照射距离调节到5～10cm。

（3）调节治疗能量，调节范围为1～5级。

（4）调节治疗时间，照射时间为15～20min。

（5）根据治疗需求选择红光或蓝光。

（6）根据治疗需求选择连续或脉冲治疗模式。

（7）患者戴上墨镜/眼罩，关闭门窗，遮挡透明玻璃。

（8）启动治疗。

（9）治疗结束，关闭电源。

五、关键环节

（1）室温应在22℃以上。

（2）暴露创面照射最佳，能量选择3级。有敷料的创面需增加治疗时间和治疗强度，每次照射需增加5分钟，能量选择5级。

（3）手术后当天，即可开始使用，不会造成出血或炎症加剧，疗效不佳的残余创面可以应用，促进康复，对正常组织、腺体部位、生殖器、恶性肿瘤部位可安全应用，无过敏或癌变风险。

（4）每天建议使用2~3次，光子吸收累积效应可明显缩短病程。

（5）不可直视正在工作的光源，治疗前及治疗过程中，患者必须戴上墨镜或眼罩保护眼睛。

（6）移开或以隔热物品遮盖床旁吸热性强的物品。仪器使用过程中严禁使用物品覆盖仪器。

（7）照射距离不得小于5cm，不得大于20cm。

（8）仪器使用后使用消毒湿巾擦拭主机表面，禁止使用碱性、酸性或腐蚀性的清洁剂擦拭屏幕，遮光罩使用消毒湿巾擦拭。

（祝芳芳　陈丽映）

第五节　特定电磁波治疗仪操作技术

特定电磁波治疗仪（图4.5.1）可活化组织细胞，加快血液循环，促进新陈代谢，增强机体免疫能力，并具有消炎、消肿、止痛、止痒的功效。

一、用物准备

特定电磁波治疗仪。

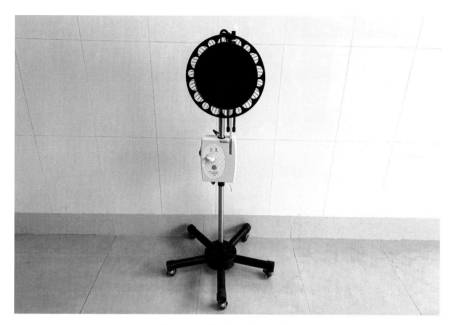

图4.5.1 特定电磁波治疗仪

二、操作程序

1. 评估

（1）患者病情、意识、合作程度、心理状态、活动能力等。

（2）治疗部位和局部皮肤状况。

（3）仪器性能。

2. 实施

（1）打开电源开关。

（2）预热20min。

（3）暴露照射部位。

（4）根据患者耐受程度调节治疗板与照射部位距离。

（5）设置照射时间，30～40min。

（6）照射完毕，关闭电源开关，整理用物。

三、关键环节

（1）对婴幼儿，应严格遵医嘱使用。

（2）神志不清的患者在使用时需有监护人。

（3）治疗板与照射部位距离一般为30~50cm。

（4）移开或以隔热物品遮盖床旁吸热性强的物品。使用过程中严禁用物品覆盖仪器。

（5）使用过程中观察并询问患者感受，避免灼伤。

（祝芳芳　陈丽映）

第六节　加热加湿器操作技术

机械通气患者由于人工气道的建立，使上呼吸道丧失加温加湿和细菌过滤的功能，如果人工气道湿化不足，将使气管和支气管纤毛功能受损，容易造成气道脱水，形成痰痂，引起气道堵塞；同时可使肺泡表面活性物质遭到破坏，导致肺部顺应性下降，从而引起或加重肺不张或肺部感染等并发症。加热加湿器（图4.6.1）是呼吸机重要组成器件，以物理加热的方法为干燥的气体提供恰当的温度及湿度。利用呼吸湿化器对用呼吸机治疗患者的气体进行加温及加湿，是治疗过程中重要的措施。

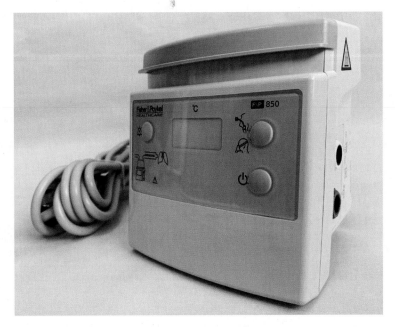

图4.6.1　加热加湿器

一、用物准备

加热加湿器、500mL灭菌注射用水、呼吸机及一次性呼吸机回路。

二、操作程序

1．评估

（1）患者病情、意识、生命体征、合作程度、心理状态。

（2）患者痰液颜色、性质和量。

（3）仪器的性能。

2．实施

（1）连接呼吸回路与温度探头（图4.6.2、图4.6.3、图4.6.4）。

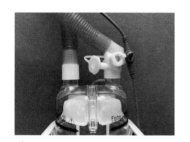 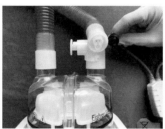 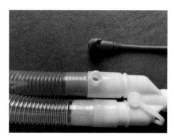

图4.6.2　湿化罐温度探头连接　　图4.6.3　加热导丝连接　　图4.6.4　气道端温度探头连接

（2）连接500mL灭菌注射用水。

（3）打开电源开关。

（4）调节温度：有创模式为（37±0.5）℃，无创模式为（31±0.5）℃。

（5）根据患者痰液情况调节湿化补偿。

（6）机械通气治疗结束，关闭电源。

三、关键环节

（1）将湿化器安置在低于患者的位置。

（2）呼吸机待机状态下勿使用仪器。

（3）湿化罐底座可能超过74℃，避免触碰。

（4）灭菌注射用水勿超过37℃。

（5）确保经口/鼻气管插管、气管切开的患者设置为有创模式。

（6）使用过程中需要留意湿化罐内有无湿化液。

（7）呼吸回路进气管内壁有细小水珠是正常状态，无水珠表示湿化不足，内壁水珠过多表示湿化温度不足。

（8）使用过程中避免温度探头及呼吸回路暴露于穿堂风或寒冷环境中。

（胡蓉丽　陈丽映）

第七节　输液泵操作技术

　　输液泵（图4.7.1）是一种能够准确控制输液滴数或输液流速，保证药物能够速度均匀、药量准确并且安全地进入患者体内发挥作用的一种仪器，同时是一种智能化的输液装置，主要用于精密输注某些特殊药物、高危药物。重症烧伤患者补液不及时、过量或不足都将会提高并发症发病率和死亡率。临床上，一般根据经验、尿量、输液量等信息推算患者所需补液量，为实现重度烧伤患者精确补液，通常使用输液泵为患者补液。

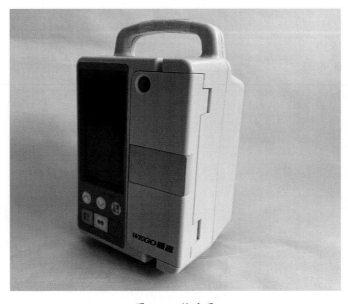

图4.7.1　输液泵

一、适应证

主要用于需要准确控制输液滴数或输液流速的药物及患者。

二、用物准备

治疗盘、无菌治疗巾、已配制药液、输液泵、输液器、安尔碘皮肤消毒剂、无菌棉签、免洗手消毒凝胶、防外渗标识（必要时）。

三、操作流程

1．评估

（1）评估患者的病情、意识、合作程度、心理状态、用药史、过敏史、二便情况。

（2）穿刺的血管/导管及局部皮肤情况。

（3）静脉用药的目的及药物的性质、量。

（4）输液泵的性能。

2．实施

（1）把输液泵固定在输液架上，打开电源开关。

（2）消毒药液瓶口及边缘并待干，将输液器插入药瓶，并排出管路中的气体，使药液充满输液器。

（3）将输液管路安装至输液泵上。

（4）消毒留置针/静脉导管，消毒时间大于15s并待干，连接输液器。

（5）根据医嘱设置输注速度。

（6）按"启动/停止"键开始输液。

（7）治疗过程根据患者病情及医嘱更改输液速度。

（8）停用输液泵时，先按"启动/停止"键后关电源，再取出输液管。

四、关键环节

（1）药瓶放在高于泵体30～50cm的范围内，否则将影响输液泵的输液精度。

（2）密切观察实际输液速度是否与输液泵设置的速度一致。

（3）更换输液器或者需打开输液泵时，应先关闭输液管，避免药物快速输入引起不良反应。

（4）使用普通输液器输液时，连续工作3h后将输液器向下移动一段距离。普通输液器的材质是PVC，被泵挤压一段时间输液器会变形，将明显影响输液精度。

（5）输液流速单位的选择，分为"毫升/时"和"滴数/分"两种。切勿将滴数设置成毫升，或者将毫升设置成滴数。

（6）不能使用输液泵输注血制品。

（7）如果患者出现注射部位肿胀，及时拔除针头。

（8）及时清除滴在输液泵上的液体，防止腐蚀输液泵。

（9）有报警时查明原因，及时做相应处理。

（胡蓉丽　陈丽映）

第八节　注射泵操作技术

注射泵（图4.8.1）是通过一个或多个单一动作的注射器或类似容器将少量药液精确、微量、均匀、持续地输入患者体内，严格控制药物用量，保证药液最佳的有效浓度，合理地调节药物的注射速度，连续输注各种急需的药物，减少并发症的发生，以抢救危重患者。

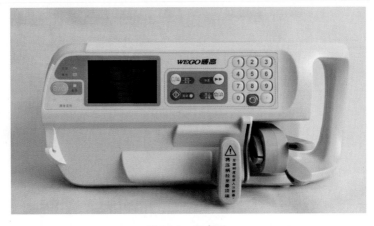

图4.8.1　注射泵

一、适应证

（1）用于需要微量精确注射的患者。

（2）注射各种特殊药物。

二、用物准备

治疗盘、无菌治疗巾、已配制药液、注射泵、注射器、输液延长管、安尔碘皮肤消毒剂、无菌棉签、免洗手消毒凝胶、输液架（必要时）、防外渗标识（必要时）。

三、操作程序

1. 评估

（1）评估患者的病情、生命体征、意识、心理状态、合作能力、用药史、过敏史及二便情况。

（2）穿刺的血管/导管及局部皮肤情况。

（3）静脉用药的目的及药物的性质、量。

（4）注射泵的性能。

2. 实施

（1）把注射泵固定在输液架或平台上，连接电源。

（2）按医嘱选择合适的注射器抽吸静脉注射药物，连接输液延长管，并排空气体。

（3）开机。

（4）将注射器安装在注射泵上，消毒留置针/静脉导管，消毒时间大于15s并待干。

（5）根据医嘱设置注射速度/剂量。

（6）检查注射器管道连接及双人核对设置速度/剂量是否正确，开始注射。

（7）注射结束，关机，取出注射器。

四、关键环节

（1）不得在放置有易燃或易爆物品的环境中使用注射泵，以防发生火灾或爆炸。

（2）在患者心脏高度上、下65cm范围内使用注射泵。

（3）密切观察实际注射速度是否与参数设置的速度一致。

（4）当使用的注射器不是国家标准或设置的注射器参数不准确时，其精确度将无法保证，最大误差可能会达到40%以上。如果注射超过24h，应更换注射组件。

（5）注射器终端产生的堵塞会导致注射管内部压力升高，这时消除堵塞可能会导致过多的注射液注入患者体内，应暂停注射并按注射器活塞释放手柄，减少管压。

（6）开始输液有回血时，确定输液管内无空气，可按"快进"键将血推入静脉。

（7）不得只依赖声音报警系统对患者进行注射监护，应密切关注患者的实际临床状况。

（梁杏　陈丽映）

第九节　肠内营养泵操作技术

肠内营养泵（图4.9.1）是一款专门为肠内营养支持所设计的仪器设备，它根据人的胃肠道间隙蠕动的特点，采用电路控制电机转轴，为不能通过正常饮食摄入营养的患者进行间断式蠕动输注营养液，辅助患者摄入营养，以期尽早恢复正常的肠胃功能。肠内营养泵持续滴注可保持营养液的相对无菌，避免污染并保持稳定的渗透压。对于烧伤患者，能使正氮平衡。

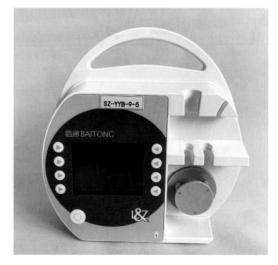

图4.9.1　肠内营养泵

一、适应证

需持续肠内营养的患者。

二、禁忌证

麻痹性肠梗阻、消化道活动性出血、机械性肠梗阻、休克，严重腹泻或极度吸收不良时也应当慎用。

三、用物准备

无菌治疗巾、肠内营养液、肠内营养泵、一次性肠内营养泵管、防误吸标识、鼻饲注食器（60mL注射器）、温开水、听诊器。

四、操作程序

1．评估

（1）患者的病情、意识、心理状态、合作能力、营养状况、腹胀情况、过敏史。

（2）胃管位置、外露刻度、胃潴留。

（3）营养液的种类、用量。

（4）肠内营养泵性能。

2．实施

（1）患者取舒适体位，抬高床头30°～45°。

（2）妥善固定肠内营养泵，打开电源开关。

（3）一次性肠内营养泵管连接营养液，安装泵管。

（4）自动/手动灌注，排净空气。

（5）设置肠内营养泵输注速度。

（6）再次确认胃管是否在胃内。

（7）确认完毕后向鼻胃管内注入20mL温开水冲洗管路。

（8）去除肠内营养泵管末端保护帽，将泵管与鼻胃管连接牢固。

（9）按运行键，肠内营养泵即开始工作。

（10）悬挂"防误吸"标识。

（11）输注完毕，关机，使用温开水冲净鼻胃管。

五、关键环节

（1）肠内营养泵需要使用专用肠内营养泵管。24h连续泵入者，每天更换一次性肠内营养泵管。

（2）使茂菲氏滴管液面在1/3左右。

（3）出现报警管路排空/堵塞，在排除营养液排空的情况下，先检查营养液面是否超过漏斗的1/3。若液面处于过高的水平，取走营养袋，手动灌注，让漏斗内液面下降至正常水平。查看是否有营养液或者雾水在茂菲氏滴管的内壁，若发现有较多液体沾在管道内壁，可以适当地转动茂菲氏滴管的位置。如果继续报警，取下营养袋，换成0.9%氯化钠注射液，手动灌注0.9%氯化钠注射液进行管路清洁，将泵管内壁清洗干净后，再次接入营养液，继续按"运行"开始输注。以上操作结束后，报警依旧的话，考虑机器故障。

（4）引起"转子故障"的原因一般是安装泵管位置不正确，转子带动不了泵管运行，重新安装即可；另外设备使用年限长，会出现转子松动或卡转子情况，可通过调整转子的安装位置来解决。小部分情况是电机故障，需要拆机检查电机情况，并更换电机。

（5）根据患者对营养液的耐受、血糖值、营养液的性质、胃残留量确定输注速度，初次使用营养液，前15min速度宜慢（以正常输注速度的一半），患者无诉不适后，一般以60～80mL/h恒速输注。每小时检查营养液的滴速或肠内营养泵的输注速度。

（梁杏　陈丽映）

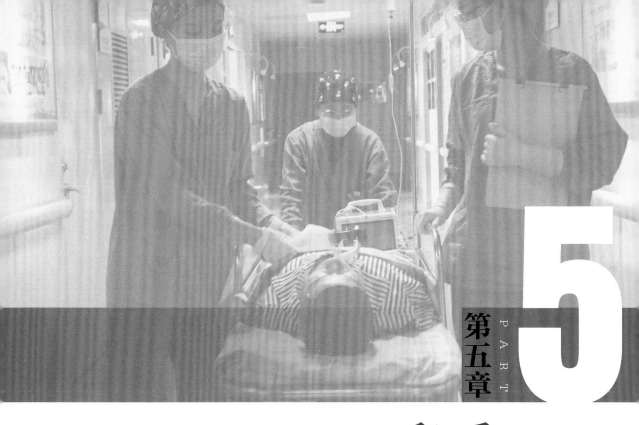

PART 5

第五章

重症烧伤早期处理
和转运技术

大面积烧伤伤员入院前处理不当和不能得到及时的专科治疗是造成烧伤救治失败的重要原因。烧伤急救要求迅速、果断，尽快使伤员脱离致伤源，将其转移到安全地带，立即进行紧急抢救，并及时做好急救护理和转运的准备工作。

一、用物准备

气管切开包、气管插管用物、负压吸引器、呼吸机、监护仪、氧气瓶/袋、烧伤敷料、各种急救药品及静脉输注液体、止血带、夹板、绷带。

二、操作程序

1．评估

（1）现场环境。

（2）伤员人数、伤情。

（3）伤员意识、生命体征、合作程度、心理状态等。

2．实施

（1）快速采集伤员信息，根据伤情进行分类。

（2）呼吸、心跳骤停的伤员，立即进行心肺复苏，建立静脉通道。

（3）处理开放性气胸、吸入性损伤伴有明显呼吸困难等危重症伤员。

（4）有外伤出血者予包扎止血、固定骨折部位，用敷料简单包扎创面，以防再次污染创面。

（5）留置尿管，便于观察尿量，了解休克情况。

（6）根据情况予以镇静止痛。

（7）确定接收医院、转运伤员、转运工具、护送人员。

三、关键环节

（1）先排险后施救，先重伤后轻伤，先施救后运送，急救与呼救并重，转送与监护相结合，紧密衔接一致。

（2）火焰烧伤及热液致伤的伤员，应尽快移除火焰或沸液浸渍的衣服，以免着火或衣服上的热液向深部组织渗透，使创面加深加大。

（3）热液烧伤后及时冷疗，病情允许下将创面在自来水下淋洗30min以上。

（4）化学烧伤，应迅速脱掉化学物质浸渍的衣服，并用大量的流动水冲洗创面至少30min，尤其是角膜，重视眼部的优先冲洗。还要注意耳、鼻、口的冲洗，冲洗要彻底，禁用手或手帕揉擦五官。如生石灰烧伤，要先用干布将生石灰粉擦去，再用清水冲洗，以防止生石灰遇水产热，使创面加深。一般现场多无适合的中和剂，如果有可考虑应用（如磷酸烧伤可使用5%碳酸氢钠溶液冲洗以中和），但切不可因为等待获取中和剂而耽误冲洗时间。

（5）电接触伤时，在未切断电源时，急救者切记不能接触伤员，以免自身触电。

（6）吸入性损伤伴有明显呼吸困难等危重症伤员，应设法尽快行气管插管或者气管切开。

（7）镇痛可选用曲马多或氟比洛芬酯，镇静可选用地西泮或咪达唑仑，在监护条件下才可以选用右美托咪定，颅脑外伤、吸入性损伤伤员避免使用哌替啶、吗啡镇痛。

（8）尽量减少搬动头颈部或脊柱损伤的伤员。

（9）伤员口渴不宜喝大量白开水或糖水，以防水中毒，一般可给淡盐水或含盐的饮料，少量多次口服。

（郭洪娟）

第二节 烧伤伤员陆地转运护理配合技术

烧伤为突发性事故，在急救现场或附近收治伤员的医疗机构无治疗所需设备、药品与经验的情况下，将伤员转运至烧伤专科或烧伤中心接受进一步治疗，对抢救危重症伤员生命有着重要意义。而如何确保事发现场急救处置、基层医院救治、转运、治疗整个过程的连续性，对伤员的后续治疗、预后以及转归有重要影响。对于需要转运的伤员，应综合考虑伤员伤情、医疗力量和转运工具等因素，对于路途近且路况好，2h内能到达者，多选用救护车转运。

一、禁忌证

（1）烧伤伴有严重休克（早期或感染性）。

（2）血压不稳定的，伴有合并伤疑有内脏出血、创伤性气胸的，有严重心脏病史可能发生心律失常、心力衰竭的，消化道出血的伤员。

二、用物准备

准备好转运途中必需的急救器材、药品及监护设施，如气管插管、气管切开包、负压吸引器、呼吸机、监护仪、血压计、氧气瓶/袋、烧伤敷料、各种急救药品及静脉输注的液体等。

三、操作程序

1. 评估

（1）转运地点。

（2）伤员人数、年龄、性别、烧伤面积和深度，有无吸入性损伤等合并伤、创面处理情况，体温、心率、呼吸、血压等主要生命体征以及处理经过。

（3）救护车及车上仪器设备。

2. 实施

（1）将伤员安全转运至救护车。

（2）给予氧气吸入或呼吸机辅助呼吸，必要时予镇静、镇痛。

（3）固定好担架，调整卧位。

（4）妥善固定伤员，注意保持固定带的松紧度，不宜过紧。

（5）连接心电监护仪，妥善固定各管道。

（6）不间断补液，按烧伤休克复苏补液计划进行，注意保护补液通道。根据病情调整补液量、补液种类及补液速度。

（7）保护创面，防止污染和再损伤。

（8）转运途中观察伤员生命体征、意识状况、反应能力、皮肤或黏膜颜色。

（9）及时询问伤员有无不适，进行心理护理。

（10）根据伤情评估及是否有复合伤等情况，联系临床科室或辅助科室随时做好接诊检查或急救准备。

（11）到达科室后必须与病区护士严格交接，包括生命体征、伤后补液量及出量、导管情况、途中实施的护理措施、执行口头医嘱的记录、伤员携带及途中的相关病历、检查、护理记录、伤员家属的安置交接等，接诊护士了解病情，迅速建立护理记录，提高接诊速度和效率，为伤员快速进入正规救治节省时间。

四、关键环节

（1）体位摆放：开放性气胸伤员采取半坐位；腹部外伤者取仰卧屈曲下肢位；骨盆骨折者采取仰卧位，双膝下垫高使髋部屈曲。

（2）转运途中保持静脉补液通道畅通，固定好输液的肢体、管道、接头等，并密切观察，防止输液胶管扭结、针头脱落，为避免转运途中因颠簸使滴管内充满液体，妨碍观察滴数，将滴管上方输液胶管盘一小圈。

（3）有人工气道伤员，注意及时吸痰，保持气道通畅，并妥善固定导管。

（4）对留置导尿管的伤员，密切观察尿量及尿管是否通畅，妥善固定尿管，防止滑脱。

（郭洪娟）

第三节 烧伤伤员航空转运护理配合技术

烧伤为突发性事故，在急救现场或附近收治伤员的医疗机构无治疗所需设备、药品与经验的情况下，需将伤员转送至距离较远的烧伤专科或烧伤中心接受进一步治疗，而飞机作为运输工具实施空运较为理想。空运护送具有安全、快速、效率高的优势，在烧伤伤员转运中的应用逐步被认可和接受。近年来，烧伤伤员的空运后送实践不断增多，由于烧伤事件的突发性强、病情复杂、数量多等特点，严密而专业的护理在空运后送过程中显得尤为重要。将烧伤伤员空运送到有条件的医院，是提高救治成功率、降低病死率和致残率的重要手段。

一、禁忌证

（1）烧伤伴有严重休克（早期或感染性）。

（2）血压不稳定的，伴有合并伤疑有内脏出血、创伤性气胸。

（3）有严重心脏病史可能发生心律失常、心力衰竭，发生过消化道出血。

二、用物准备

急救器材、药品及监护设施，如气管插管、气管切开包、负压吸引器、呼吸机、监护仪、血压计、氧气瓶/袋、烧伤敷料、各种急救药品及静脉输注的液体等。医疗装备应符合以下要求和配置原则：体积小、重量轻，装卸方便；抗震动、抗信号干扰，且不会对飞行器产生电磁干扰。

三、操作程序

1．评估

（1）转运地点及停机坪位置。

（2）伤员人数、年龄、性别、烧伤面积和深度，有无吸入性损伤等合并伤、创面处理情况，体温、心率、呼吸、血压等主要生命体征以及处理经过。

（3）飞机上仪器设备。

2．实施

（1）将伤员安全转运至飞机。

（2）给予氧气吸入或呼吸机辅助呼吸，插管的气囊不要充气改用充水，以避免气体膨胀后压迫气管，必要时予镇静、镇痛。

（3）伤员应放置于机身方向垂直横向位，固定好担架，调整卧位。

（4）妥善固定伤员，注意保持固定带的松紧度，不宜过紧。

（5）连接心电监护仪，妥善固定各管道。

（6）不间断补液，按烧伤休克复苏补液计划进行，注意保护补液通道。根据病情调整补液量、补液种类及补液速度。

（7）保护创面，防止污染和再损伤。

（8）转运途中观察伤员生命体征、意识状况、反应能力、皮肤或黏膜颜色。

（9）及时询问伤员有无不适，进行心理护理。

（10）根据伤情评估及是否有复合伤等情况，联系临床科室或辅助科室随时做好接诊检查或急救准备。

（11）到达科室后必须与病区护士严格交接，包括生命体征、伤后补液量及出量、导管情况、途中实施的护理措施、执行口头医嘱的记录、伤员携带及途中的相关病历、检查、护理记录、伤员家属的安置交接等，接诊护士了解病情，迅速建立护理记录，提高接诊速度和效率，为伤员快速进入正规救治节省时间。

四、关键环节

（1）飞机上可拆除部分航空座椅，以腾出容纳担架和医护人员操作、巡视的空间；对行李架进行适当改造使之可悬挂输液瓶，必要的医疗装备可改装固定于机舱内部。

（2）伤员应放置于机身方向垂直横向位，以防飞机起飞或降落时伤员平卧位被强制成头高或头低位造成体位性脑缺血、缺氧及体位性休克，同时途中还须考虑大气压降低时的综合效应、氧气压力降低后的特殊效应以及飞机噪声、颠簸等原因引起的烦躁、恶心、呕吐等情况。可将伤员头稍稍偏向一侧，避免呕吐物吸入气管，引起窒息。开放性气胸伤员采取半坐位；腹部外伤者取仰卧屈曲下肢位；骨盆骨折者采取仰卧位，双膝下垫高使髋部屈曲。

（3）保持静脉补液通道畅通，固定好输液的肢体、管道、接头等，并密切观察，防止输液胶管扭结、针头脱落，高空中空气干燥、气压低，应适当加大输液的速度和输液量。

（4）飞行途中有时会遇到低气压影响滴速，尤其对血浆输入的影响最大，所以途中应携带加压袋，在输液袋上加压以保证液体的顺利输入。输液时注意严防气体栓塞的发生。

（5）有人工气道伤员，注意及时吸痰，保持气道通畅，并将导管固定好。

（6）对留置导尿管的伤员，密切观察尿量及尿管是否通畅，妥善固定尿管，防止滑脱。

（郭洪娟）

第四节 入院前伤员信息采集技术

入院前伤员的信息采集有助于及时准确地判断伤员的病情，根据伤员的人数及病情进行相应的准备，使危重伤员得到快速有效的急救处理。

一、操作程序

（1）询问伤员基本信息：姓名、性别、年龄、婚姻、民族、职业、籍贯等，了解提供信息者与伤员关系。

（2）伤员专科资料：神志、烧伤时间、烧伤原因、受伤过程、烧伤部位，是否有头面部烧伤、呼吸道烧伤，是否已经出现严重并发症如休克及肾衰竭，是否有其他基础疾病（高血压、糖尿病、冠心病等）。

（3）院外救治过程及治疗效果。

（4）其他资料，如医疗费用类别：自费、公费、农村合作医疗、医保、工伤等。

二、关键环节

需要行紧急气管切开或有复合伤的伤员，应尽快做好手术准备。

（陈瀚熙）

第五节 病房环境及床单位准备

　　严重烧伤伤员由于天然防御屏障破坏，大量坏死组织存在，全身免疫力下降等原因，外界及自身菌群易入侵而导致感染，烧伤重症监护隔离病房能很好地起到隔离作用，避免交叉感染。

一、操作程序

1．评估
伤员人数、病情、年龄。

2．实施
　　（1）病床准备：根据伤员病情选择合适床单位，如普通床、悬浮床、翻身床，如图5.5.1。

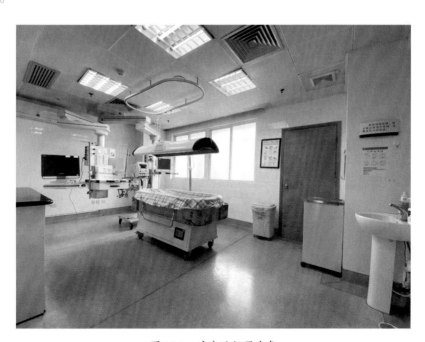

图5.5.1　病床及仪器准备

（2）仪器准备：常规准备心电监护设备、高效辐射烧伤治疗机、注射泵、输液泵，必要时备简易呼吸球囊、呼吸机、CRRT机。

（3）静脉输液及采血用物准备：输血器、输液器、输液三通接头、各型号注射器、各种采血试管、安尔碘皮肤消毒剂、棉签等，必要时准备静脉切开包及导管，如图5.5.2、图5.5.3。

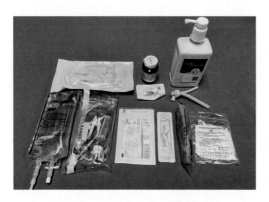
图5.5.2 静脉输液用物准备

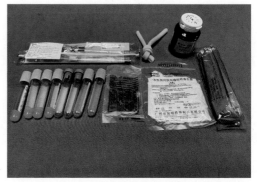
图5.5.3 采血用物准备

（4）准备吸氧装置及负压吸引相关装置，如图5.5.4、图5.5.5。

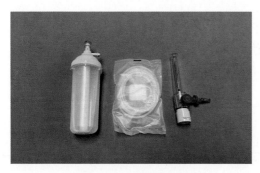
图5.5.4 吸氧装置准备

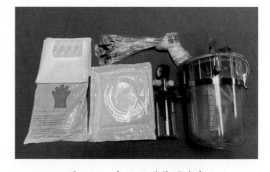
图5.5.5 负压吸引装置准备

（5）准备导尿用物、体温计、听诊器、血氧探头，如图5.5.6、图5.5.7。

（6）清创用物：各种外用药、灼伤纱、车边纱、一次性护理垫，如图5.5.8、图5.5.9。

（7）各种记录单。

二、关键环节

根据病区条件准备隔离病房或层流病室。

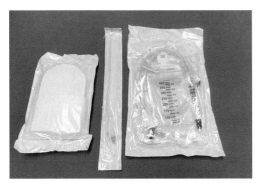

图5.5.6 导尿用物准备

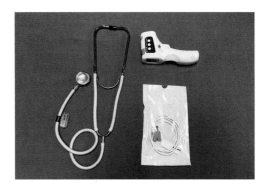

图5.5.7 其他用物准备

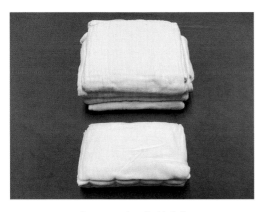

图5.5.8 外用敷料准备

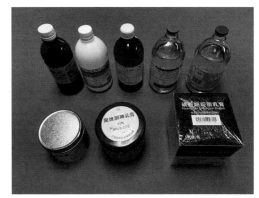

图5.5.9 外用药准备

（陈瀚熙）

第六节 烧伤伤员入院处置技术

烧伤伤员，尤其是重症烧伤伤员，经院前急救处理后，应迅速转运至就近且具有烧伤专科的医院，可建立绿色通道，缩短伤员入烧伤监护室的时间。

一、操作程序

1. 评估
（1）伤员病情、意识、合作程度、心理状态等。

（2）烧伤部位、面积、深度、有无吸入性损伤、有无复合伤。

2．实施

（1）将伤员先安置于清创室，注意保暖。

（2）保持呼吸道通畅，给予高半卧位，吸氧治疗，必要时配合医生建立人工气道。

（3）持续心电监测。

（4）建立2条及以上静脉通道，必要时配合医生行中心静脉穿刺置管，遵医嘱予快速补液治疗。

（5）留置导尿管，妥善固定。

（6）采血：血型及交叉配血、血生化、血常规、动脉血气分析、出凝血全套等。

（7）采集病史：详细询问伤员的受伤原因、经过及受伤后的处理、既往病史、过敏史、生活习惯、文化程度等。测量伤员身高、体重，无法测量者可参考伤前测量指标。

（8）皮肤清洁，剃除烧伤部位周围的毛发，避免污染创面，如图5.6.1。

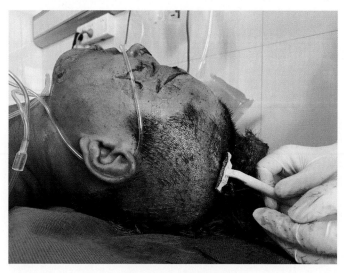

图5.6.1　皮肤清洁

（9）配合医生清创包扎。

（10）转入病房，予持续心电监护，密切监测伤员生命体征，重点观察呼吸、尿量变化等，实时记录。

二、关键环节

（1）中、重度吸入性损伤需建立人工气道者、环形烧伤需行切开减张者，直接送烧伤手术室进一步处置。

（2）大面积烧伤休克期伤员需提前联系血库，紧急行交叉配血，备血制品。

（3）视病情需要指导伤员进食进饮，休克期可根据病情少量多次进食流质，禁饮大量白开水及不含盐的非电解质饮料。

（王园）

第七节　成批烧伤伤员收治应急处置技术

成批烧伤是指同一灾害中3人及以上烧伤，其特点是伤员多、伤情复杂、任务重、供应量大、工作忙、并发症多等。合理安排人员及分配物资，及时处置和转送伤员，调配药物、器材、敷料、血液及其制品，是保证成批烧伤伤员得以成功救治的关键环节。

一、操作程序

1．评估

（1）伤员人数、伤情、到达医院的时间等。

（2）病房可收治床位数。

（3）仪器设备。

（4）药品：如乳酸钠林格注射液、醋酸氯己定溶液等。

（5）物品：如外用敷料、各类导管等。

（6）人力资源。

2．实施

（1）立即启动批量伤员救治应急预案，通知职能部门负责人马上到位。

（2）迅速启动《烧伤科紧急状态下护理人员人力配置应急方案》，护士长电话通知所有护士（包括休息及休假的人员）迅速回院参与抢救工作。

（3）准备床单位，安排独立病房收治伤员，严格控制病室的温湿度。

（4）积极协调床位，必要时向医务科或总值班申请将病室内现存的病情较轻的病员转出。

（5）床铺准备：烧伤翻身床、悬浮床、气垫床、小儿"大"字架等，检查性能，确保处于功能状态。

（6）仪器设备准备：心电监护仪、呼吸机、纤维支气管镜、输液泵等，检查性能。

（7）药品准备：纸笔（随时记录口头医嘱用药）、葡萄糖酸氯己定醇皮肤消毒液、0.9%氯化钠溶液、乳酸钠林格注射液，必要时备多巴胺、肾上腺素等急救药品。

（8）物品准备：各种型号的气管套管、急救包（气管切开包、静脉切开包、清创包和导尿包）、切开减压用物、吸痰及吸氧用物、各种烧伤敷料、输液用物、药物和液体、护理记录单等。

（9）必要时启动烧伤手术室，由护士长调派人员担任手术护士，提前安排烧伤手术室及手术用物，通知麻醉科。

（10）伤员经绿色通道直接送入烧伤病房。

（11）当伤员到达病房时，协助医生迅速判断病情，根据病情将伤员分流至不同病区进行处置。

（12）护士长根据收治伤员情况安排责任护士。

（13）责任护士收集伤员身份资料。

（14）责任护士协助医生进行伤员的入院处置。

（15）联系血库、药房及检验科等相关科室，做好血制品、药品及检验的充分准备。

（16）伤员初步处理完毕后，根据伤员信息，将医生和护士分成对应的小组对伤员进行救护，各组均由1名烧伤科高年资护士担任组长。制订护理计划，加强病情监测，及时发现问题并解决问题，难以解决的，应及时向医生报告。

（17）安排专人承担后勤保障工作，包括病房消毒、协调物资并指导探视人员做好手卫生及防护措施等。

（王园）

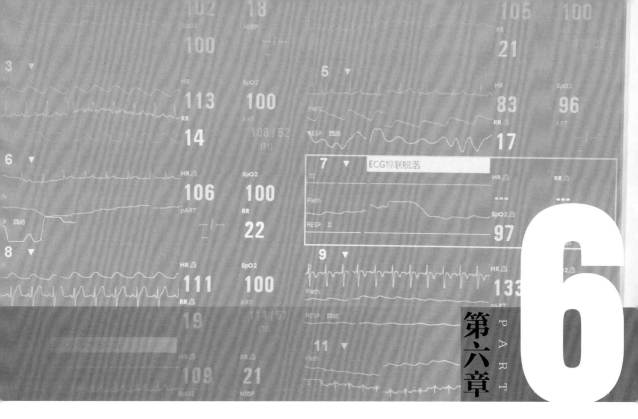

PART 6

第六章

烧伤休克期液体

复苏技术

第一节 休克期液体复苏技术

防治烧伤休克最有效的手段是输液疗法，称液体复苏，即胶体溶液、晶体溶液及生理基础液按医嘱有计划地进行输液。分配好单位时间内应输入的液体量，注意胶体溶液、晶体溶液与生理基础液三者交替输入。

一、适应证

（1）成人烧伤总面积＜15%TBSA，小儿烧伤总面积＜10%TBSA，非头面部Ⅱ度烧伤者可采用口服补液。

（2）成人烧伤总面积15%～30%TBSA，小儿烧伤总面积10%～15%TBSA，非头面部Ⅱ度烧伤者必须静脉补液。

（3）成人烧伤总面积40%～60%TBSA，小儿烧伤总面积20%～30%TBSA，必须静脉补液，且密切观察病情。

（4）成人烧伤总面积＞60%TBSA，小儿烧伤总面积＞40%TBSA，必须静脉补液，并加强监护。

（5）年龄＜2岁或＞60岁、电击伤、吸入性损伤、化学烧伤、合并复合伤、液体延迟复苏和休克等因素，会对液体复苏的量和效果产生较大影响，需加强监护。

二、用物准备

双腔或三腔深静脉导管、输液器、输血器、胶体溶液（血浆、代血浆）、晶体溶液（乳酸钠林格注射液）、生理基础液（5%葡萄糖注射液）、烧伤休克期输液计划表、烧伤休克期输液观察表。

三、操作程序

1．评估

（1）受伤时间、机制、原因。

（2）患者年龄，体重，心、肾功能情况。

（3）烧伤面积、深度。

2．实施

（1）计算补液量。

（2）制订补液计划。

伤后第1个24h：第1个8h晶体溶液补液量和胶体溶液补液量分别为伤后第1个24h晶体溶液补液总量和胶体溶液补液总量的1/2，第2、第3个8h晶体溶液补液量和胶体溶液补液量各占第1个24h晶体溶液补液总量和胶体溶液补液总量的1/4，生理基础液量3个8h平均输入，其中晶体溶液、胶体溶液和生理基础液均需交替输入，详见表6.1.1。

表6.1.1　第1个24h补液计划

补液种类	第1个8h	第2个8h	第3个8h
胶体溶液	1/2	1/4	1/4
晶体溶液	1/2	1/4	1/4
生理基础液	1/3	1/3	1/3

伤后第2个24h，晶体和胶体溶液分别为伤后第1个24h晶体和胶体溶液的一半，生理需要量2 000mL不变。晶体、胶体溶液和生理基础液平均交替输入，详见表6.1.2。

表6.1.2　第2个24h补液计划

补液种类	第1个8h	第2个8h	第3个8h
胶体溶液	1/3	1/3	1/3
晶体溶液	1/3	1/3	1/3
生理基础液	1/3	1/3	1/3

（3）根据补液计划实施补液治疗。

（4）根据患者病情动态调整补液计划。

四、关键环节

1．第三军医大学补液公式

（1）成人第1个24h补液公式：TBSA（1%）×体重（kg）×1.5mL＋生理需要量2 000mL，胶体和晶体的比例是0.5：1。

成人第2个24h补液公式：第1个24h胶体和晶体总量的1/2＋生理需要量2 000mL。

（2）烧伤儿童的补液量＝TBSA×1%×体重（kg）×2mL＋生理需要量（儿童800～1 000mL/kg，婴幼儿100～1 500mL/kg）。

2．烧伤休克延迟复苏

延迟复苏为伤后6h才进行液体复苏，应用第三军医大学提出的延迟复苏公式预算补液量，即第1个24h（mL）预计补液量＝TBSA（1%）×体重（kg）×2.6mL＋生理需要量2 000mL，晶体与胶体分别按1：1或2：1计算。对烧伤后延迟入院已经发生休克的患者，在血流动力学严密监护下，复苏的前2h将第1个24h液体总量的1/2（扣除入院前已补入的液体量）快速补入，以尽快纠正休克。第2个24h（mL）预计补液量＝TBSA（1%）×体重（kg）×1.0mL＋生理需要量2 000mL，晶体与胶体分别按1：1计算。

3．延迟复苏应该遵循的原则

（1）尽快恢复心排血量。

（2）以确保心肺功能安全为前提。

（3）不能单纯依据尿量指导补液。

4．液体的冲击疗法

在1h内，快速补入电解质溶液和胶体溶液1 000mL以上。短时间内快速补液的目的是补充欠缺，且尚有多余，以便引出尿液。过程中需密切监护心功能变化，防止诱发心力衰竭，必要时监测心排血量、监测PiCCO并记录。

5．液体复苏的监护指标

（1）神志：患者安静，神志清楚表示中枢神经系统微循环灌注良好，细胞代谢和功能基本正常，反之则表示脑细胞缺血缺氧。

（2）血压：一般要求患者的收缩压维持在100mmHg以上，脉压差大于20mmHg。

（3）心率：成人心率每分钟100～120次，小儿每分钟140次，如果波动较大，表示循环尚未稳定。

（4）末梢循环：患者的皮肤黏膜色泽转为正常，肢体转暖，静脉毛细血管充盈，动脉搏动有力，表明对休克治疗反应良好，反之则预示休克仍未纠正。

（5）尿量：反映循环血量和组织灌流情况，是临床最常规和便捷的休克复苏监测指标之一。一般认为，液体复苏时尿量以达到1mL/（kg·h）以上为佳。对老年人、合并心血管疾患或脑外伤患者，应适当降低标准，以防脑水肿、肺水肿和心力衰竭。某些化学烧伤（磷、苯等）及电烧伤患者，应适当增加每小时尿量，以利于排出有毒物质，减少肾脏损害。

（6）口渴：轻、中度烧伤患者经过口服或静脉补液后多可在数小时后缓解，而大面积烧伤患者口渴症状可延续至水肿回吸收期。

（7）氧供量和氧耗量：由于混合静脉血氧饱和度不能直接代表组织的氧供和氧耗的程度，所以将静脉血氧饱和度与动脉血氧饱和度比较后得出的氧耗量才可以直接代表组织利用氧的能力，特别在脓毒性休克时，可检测氧利用障碍和氧代谢障碍。

（8）中心静脉压：中心静脉压只能反映右心压力，不能反映肺循环及左心压力，有时中心静脉压不高也可并发肺水肿，因此不能单纯作为休克复苏的有效指标，需要与血压、尿量等临床其他指标综合判断。

（9）心排血量：心排血量是评估左心功能的重要指标。当心排血量显著减少时，表现为组织的低灌注状态，可以不伴有低血压。测量心排血量的最简单和准确的方法为热稀释法，可以动态监测患者血流动力学的变化。

（10）血气分析：可判断机体缺氧与CO_2潴留情况。维持PaO_2在10.64kPa以上，$PaCO_2$在3.99～4.66kPa，使酸碱基本保持平衡，或略偏酸，切忌补碱过量而影响氧的交换。

（11）水、电解质平衡：烧伤早期血清钠离子降低，若血钠增高提示血容量不足，应加快补液；反之血钠过低，则考虑水分输入过多，警惕水中毒。及时调整水、电解质平衡并推算血浆渗透压。

（王园）

第二节 案例

患者，男，38岁，体重60kg，于2020年6月12日约12:30因家中煤气泄漏着火导致全身多处烧伤，于伤后2h入院。诊断：全身多处火焰烧伤50%TBSAⅡ～Ⅲ度。以下内容为该患者制订的液体复苏计划：

1. 计算第1个24h补液总量及制订第1个24h补液计划

第1个24h补液量=60kg×50%TBSA×1.5mL+2 000mL=6 500mL。

胶体：晶体=0.5∶1=1 500mL∶3 000mL（表6.2.1）。

表6.2.1 案例中第1个24h补液计划

补液	第1个8h（12:00—20:00）	第2个8h（20:00—4:00）	第3个8h（4:00—12:00）	合计
胶体/mL	750	375	375	1 500
晶体/mL	1 500	750	750	3 000
生理基础液/mL	700	650	650	2 000
液体总量/mL	2 950	1 775	1 775	6 500
平均每小时补液量/mL	368	221	221	—

2. 实施补液治疗

根据患者监测指标及时调整补液计划（表6.2.2、表6.2.3）。

表6.2.2 案例中第1个24h的第1个8h补液观察表

项目	12:00	13:00	14:00	15:00	16:00	17:00	18:00	19:00
胶体/mL	—	—	95	93	93	93	93	93
晶体/mL	—	—	187	187	187	187	187	187
生理基础液/mL	—	—	87	87	87	87	87	87
口服/mL								

（续表）

项目	12:00	13:00	14:00	15:00	16:00	17:00	18:00	19:00
体温 /℃								
心率 /（次 /min⁻¹）								
呼吸 /（次 /min⁻¹）								
血压 /mmHg								
尿量 /mL								

表6.2.3　案例中第1个24h的第2个8h补液观察表

项目	20:00	21:00	22:00	23:00	24:00	1:00	2:00	3:00
胶体 /mL	46	46	46	46	46	46	46	46
晶体 /mL	93	93	93	93	93	93	93	93
生理基础液 /mL	90	88	87	87	87	87	87	87
口服 /mL								
体温 /℃								
心率 /（次 /min⁻¹）								
呼吸 /（次 /min⁻¹）								
血压 /mmHg								
尿量 /mL								

第1个24h的第3个8h补液观察表同表6.2.3。

3．计算第2个24h补液总量及制订第2个24h补液计划

第2个24h补液量=60kg×50%TBSA×1.5mL÷2+2 000mL＝4 250mL。

胶体：晶体=0.5：1=750mL：1 500mL（表6.2.4、表6.2.5）。

表6.2.4　案例中第2个24h输液计划

补液	第1个8h（12:00—20:00）	第2个8h（20:00—4:00）	第3个8h（4:00—12:00）	合计
胶体 /mL	250	250	250	750
晶体 /mL	500	500	500	1 500

（续表）

补液	第1个8h （12:00—20:00）	第2个8h （20:00—4:00）	第3个8h （4:00—12:00）	合计
生理基础液 /mL	700	650	650	2 000
液体总量 /mL	1 450	1 400	1 400	4 250
平均每小时 补液量 /mL	181	175	175	—

表6.2.5　案例中第2个24h的第1个8h补液观察表

项目	12:00	13:00	14:00	15:00	16:00	17:00	18:00	19:00
胶体 /mL	33	31	31	31	31	31	31	31
晶体 /mL	65	63	62	62	62	62	62	62
生理基础液 /mL	90	88	87	87	87	87	87	87
口服 /mL								
体温 /℃								
心率 /（次 /min^{-1}）								
呼吸 /（次 /min^{-1}）								
血压 /mmHg								
尿量 /mL								

第2个24h的第2、第3个8h补液观察表均同表6.2.5。

（王园）

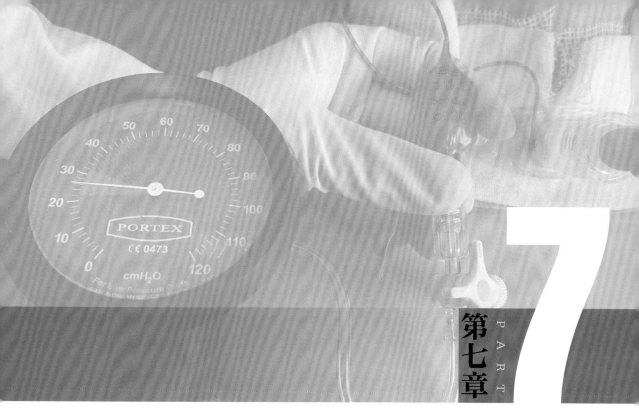

第七章 吸入性损伤
护理技术

PART 7

第一节 吸入性损伤严重程度的护理评估技术

吸入性损伤是影响烧伤预后的重要因素之一。纤维支气管镜检查是临床诊断吸入性损伤最可靠的方法。镜下气道的充血、水肿、炭末以及黏膜脱落等现象是诊断吸入性损伤的有力依据。

一、用物准备

听诊器、手电筒、压舌板、无菌棉签、纤维支气管镜。

二、操作程序

1. 实施

（1）询问患者及家属，了解患者烧伤过程，吸入史（浓烟、热蒸汽等，吸入时间），有无热液烫伤，有无昏迷，空间是否密闭。

（2）询问患者有无咽喉疼痛，咽喉部有无异物感。

（3）观察患者有无声音嘶哑，有无刺激性咳嗽、咳炭灰样痰液，有无呼吸困难。

（4）观察患者有无鼻毛烧焦，有无面、颈和前胸部烧伤，有无口唇肿胀，口腔或口咽部有无红肿、水泡，黏膜是否发白等。

（5）肺部是否闻及哮鸣音。

（6）以上情况无论有无影像学资料、纤维支气管检查结果，均应临床诊断为吸入性损伤，并开始预防和治疗，尤其是对老年患者、小儿患者和在烟雾中暴露时间较长的患者。

（7）纤维支气管镜检查。

三、关键环节

临床上常结合病史、损伤的部位、临床表现、胸部CT或X线、纤维支气管镜检查等，将吸入性损伤分为轻度、中度和重度。

（1）轻度吸入性损伤：指声门以上，包括鼻、咽和声门的损伤。

临床表现为鼻咽部疼痛、咳嗽、唾液增多，有吞咽困难，鼻咽后壁黏膜发红、充血、水肿，有时可咳出带炭粒的痰液。患者一般无声音嘶哑、无呼吸困难，肺部听诊无异常。

（2）中度吸入性损伤：指气管隆嵴以上，包括咽喉和气管的损伤。

临床表现为声音嘶哑、刺激性咳嗽、呼吸困难、痰中可带有炭粒及脱落的坏死黏膜，喉头水肿导致气道梗阻，出现吸气性喘鸣。肺部听诊呼吸音减弱或粗糙，偶可闻及哮鸣音及干啰音。患者常并发气管炎或吸入性肺炎。

（3）重度吸入性损伤：指支气管以下部位，包括支气管及肺实质的损伤。

临床表现为伤后立即或几小时内出现严重呼吸困难，切开气管后仍不能缓解，进行性缺氧、口唇发绀、心率增快、躁动、谵妄或昏迷，咳嗽多痰，早期会出现肺水肿、咳血性泡沫样痰，坏死黏膜脱落，可致肺不张或窒息。肺部听诊呼吸音低、粗糙，可闻及哮鸣音，之后出现干、湿啰音。严重的肺实质损伤患者，伤后几小时内可因肺泡广泛损害和严重支气管痉挛导致急性呼吸衰竭而死亡。

（余惠 陈丽映）

第二节 吸入性损伤未建立人工气道发生气道梗阻的应急处理技术

吸入性损伤患者有1/4～1/3会发生急性上呼吸道梗阻，其病理生理基础是咽喉部水肿，导致气道狭窄、气道阻力增加以致发生气道梗阻、窒息而危及患者生命。轻度咽喉部水肿有迅速发展成上呼吸道梗阻的危险，此外，对于吸入性损伤的患者，如果休克期输入过量液体也可发生急性喉头水肿。上呼吸道梗阻是吸入性损伤早期的主要死亡原因，因此对于未建立人工气道的患者，应警惕气道梗阻的发生。

一、用物准备

（1）气管插管（首选）：咽喉镜、气管导管、插管导丝、牙垫、5mL或10mL注射器、胶布和扁带、液状石蜡、外科手套，必要时备纤维支气管镜、气囊测压表。

（2）气管切开：气管切开包、气管套管、手术灯、0.5%安多福、无菌弯盘、5mL注射器、利多卡因、无菌凡士林纱块、无菌方纱、外科手套、气囊测压表。

（3）简易呼吸球囊、口咽通气管、吸氧吸痰装置、呼吸机、抢救车、除颤仪。

二、操作程序

1．评估

（1）患者意识、生命体征、合作程度、心理状态。

（2）患者头面颈部肿胀情况。

（3）气道梗阻的程度。

2．实施

（1）呼叫其他人通知医生。

（2）调高氧流量，查看患者口鼻腔有无分泌物及异物，并吸痰，双手抬颌法开放气道，使用呼吸球囊加压给氧进行辅助呼吸。

（3）建立静脉通道，遵医嘱用药。

（4）摆放体位，协助医生进行气管插管，出现呼吸心跳骤停者立即实施心肺复苏（CPR）。

（5）插管成功后气囊充气，放入牙垫，固定导管。

（6）连接呼吸机进行机械通气。

（7）必要时进行气管切开。

（8）观察患者的意识、生命体征和SpO_2。

（9）采血。

（10）整理、记录。

三、关键环节

（1）未建立人工气道者，床边常规备简易呼吸球囊、吸痰装置、气管插管用物。

（2）抢救时首先充分开放气道，使用呼吸球囊快速加压给氧。

（3）气管插管困难者，切勿因反复尝试插管而耽误抢救时间，必要时行环甲膜穿刺：触及甲状软骨及环状软骨间凹陷

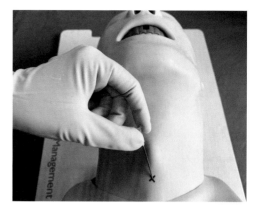

图7.2.1 环甲膜穿刺部位

进针，如触不到凹陷，喉结下直接进针到皮下，再用针尖触探甲状软骨斜面，沿斜面下滑到底即是环甲膜，用环甲膜穿刺针或20mL注射器针头穿刺，有落空感后回抽有气即可，注射器针头需留置3~5个，如缺氧暂时缓解，维持$SpO_2 \geq 80\%$，针头有"滋滋"的气流音后用胶布简单固定防止移位，如图7.2.1。

（4）抢救时分工明确，合理统筹。

（梁冬梅）

第三节 建立人工气道护理配合技术

人工气道是将导管通过鼻腔或口腔，或者直接置入气管所建立的气体通道。人工气道是为保证气道通畅而在生理气道与空气或其他气源之间建立的有效连接，为气道的有效引流、通畅、机械通气、治疗肺部疾病提供条件。烧伤患者最常见的人工气道是经口气管插管和气管切开。

一、适应证

吸入性气道烧伤、全麻手术及严重呼吸道疾患导致通气障碍的患者。

二、禁忌证

肺实变、肺大泡、肺气肿、颈部解剖畸形、气管肿块/恶性肿瘤、凝血功能障碍。

三、用物准备

（1）气管插管（首选）：咽喉镜、气管导管、插管导丝、牙垫、5mL或10mL注射器、胶布和扁带、液状石蜡、外科手套、气囊测压表，必要时备纤维支气管镜，如图7.3.1。

（2）气管切开：气管切开包、气管套管、0.5%安多福、无菌弯盘、注射器、利多卡因、无菌凡士林纱块、灼伤纱、无菌方纱、外科手套、气囊测压表、无影灯、电凝机、负极板、电刀笔，图7.3.2。

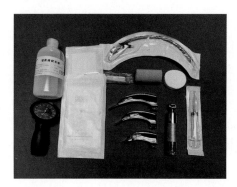 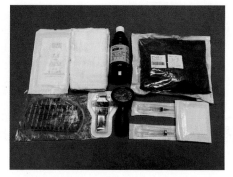

图7.3.1　气管插管用物准备　　　　图7.3.2　气管切开用物准备

（3）简易呼吸球囊、吸氧吸痰装置、呼吸机。

四、操作程序

1．评估

（1）患者的病情、意识、SpO$_2$、生命体征、合作程度、心理状态。

（2）痰液性状及量。

（3）头面颈部烧伤创面情况。

（4）口鼻咽喉、气道黏膜情况。

（5）有无活动性义齿。

2. 实施

气管插管配合：

（1）协助患者去枕平卧、头部后仰。

（2）清理气道分泌物，保持气道通畅。

（3）协助医生完成插管。

（4）确认插管的位置正确。

（5）导管气囊充气，放置牙垫和固定导管。

气管切开术配合：

（1）协助患者去枕平卧、头部后仰。肩背部垫高，保持颈部过伸位，使下颌、喉结、胸骨切迹在同一直线上，气管向前突出、暴露。

（2）清理气道分泌物，保持气道通畅。

（3）使用0.5%安多福消毒皮肤。

（4）协助医生穿一次性手术衣、戴外科手套、术区铺无菌巾、铺车边纱。

（5）连接电凝机，将负极板粘贴于患者肌肉丰富、皮肤完整、远离心脏处，连接医生递来的电刀笔线路，调节功率。

（6）协助医生气管切开，及时将气道的血液、分泌物清理干净。

（7）置入合适型号的气管套管并气囊充气。

（8）使用扁带固定气管套，松紧度以容纳1指为宜，再次检查并充分止血，然后缝合气管切开切口。

（9）遵医嘱使用药物，密切监测生命体征、血氧饱和度、心率及病情变化。

五、关键环节

（1）气囊压力在25～30cmH$_2$O。

（2）切口周围皮肤完整时予凡士林纱块和无菌方纱保护，周围皮肤有创面时，视创面情况覆盖新型敷料。

（3）通过棉絮试验，确定插入位置，如图7.3.3。

（4）教会患者及家属避免非计划

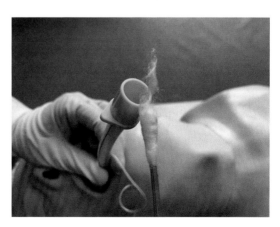

图7.3.3　棉絮试验确认气管插管位置

性拔管的注意事项及发生非计划性拔管的危害和应急处理，鼓励患者主动配合和参与管道维护。

（5）正确准备气管导管。

表7.3.1　各种人群气管导管/套管内径参考表

年龄	气管导管 / 套管内径参考（号数）
＜6个月	3.5
6～12个月	4.0
1～2岁	4.5
2～9岁	年龄 /4 + 4.5
10～18岁	6.5
成年女性	7.0～8.0
成年男性	7.5～8.5

（梁冬梅）

第四节　气管切开周围皮肤的护理技术

颈部烧伤合并有呼吸道烧伤，经常经创面行气管切开术。创面上存在大量变性坏死组织和富含蛋白质的渗出液，病原菌容易繁殖，致使创面细菌进入血液循环及呼吸道，发生感染。传统的气管切开护理，使用的气管垫为无菌方纱气管垫，污染后加重局部感染。因此，根据患者气管切开周围皮肤的情况应用不同抗菌敷料气管垫，起到抗菌、吸收渗液的作用；可防止局部感染，促进创面愈合。

一、用物准备

无菌弯盘、止血钳、检查手套、棉球、无菌方纱、无菌剪刀、安多福、0.9%氯化钠注射液、灭菌注射用水、磺胺嘧啶银粉、20mL注射器（必要时），如图7.4.1。

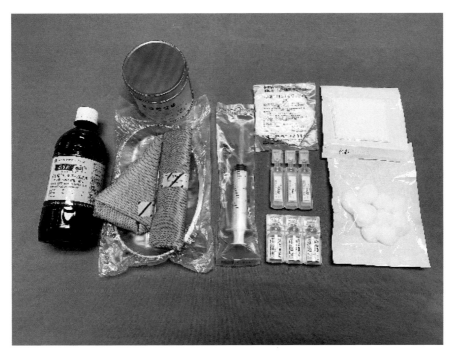

图7.4.1 气管切开护理用物准备

二、操作程序

1．评估

（1）患者病情、意识、生命体征、合作程度、心理状态。

（2）气管切口周围皮肤、创面、敷料情况。

（3）痰鸣音。

（4）气管套管松紧度。

2．实施

（1）吸痰。

（2）戴检查手套，一手固定气管套管，另一手持无菌止血钳揭开Y形敷料，如图7.4.2。若Y形敷料较干硬，则使用20mL注射器抽取灭菌注射用水浸湿Y形敷料，再取下。

（3）一手持止血钳固定气管套管，另一手持止血钳夹取消毒棉球，采取顺时针、逆时针交替的方式，以切口为中心，由内向外消毒气管套管表面、气管切口周围皮肤，如图7.4.3，消毒范围为15cm×15cm。

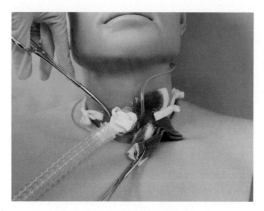
图7.4.2　揭开Y形敷料

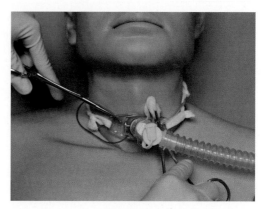
图7.4.3　消毒

（4）使用止血钳将Y形敷料开口朝上平整地放置于气管切口下方，一止血钳固定气管套管，另外一止血钳将Y形敷料经气管套管固定翼下方由下至上平整送入，如图7.4.4、图7.4.5，同理送入另外一侧。

（5）整理用物。

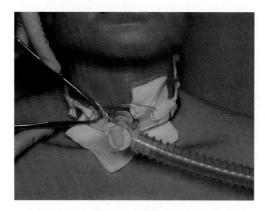
图7.4.4　塞敷料

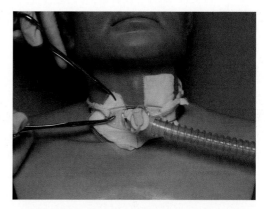
图7.4.5　拉敷料

三、关键环节

（1）根据气管切开周围皮肤的创面深度及情况选择敷料，如图7.4.6，从左至右依次对应①至④类创面。

①无创面或愈合后创面：Y形敷料，Y形灭菌凡士林纱块，灭菌凡士林纱块大

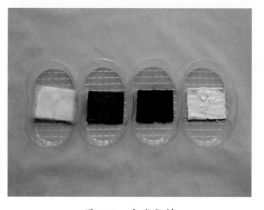
图7.4.6　各类敷料

小应与Y形敷料大小一致或略大一些。②Ⅰ度、浅Ⅱ度创面：0.1%安多福Y形敷料。③深Ⅱ度、Ⅲ度干燥创面：0.5%安多福Y形敷料。④溶痂创面或分泌物较多的创面：磺胺嘧啶银粉加灭菌注射用水调成糊状，浸润Y形敷料。

（2）更换时机：常规每天更换3次。气管切开伤口渗血较多时，应及时更换敷料。磺胺嘧啶银粉Y形敷料每天更换1次。

（余惠　陈丽映）

第五节　人工气道意外脱出的应急处理技术

人工气道意外脱出，患者可因失去有效呼吸通道而发生窒息，完全依赖机械通气的患者则出现呼吸暂停，有自主呼吸的患者可能出现肺泡低通气等。无论出现哪种情况，均可危及患者的生命。发生意外拔管后，实施有效的应急处理，重新置管保证有效通气至关重要。

一、用物准备

（1）简易呼吸器、吸氧装置、负压吸引装置、气囊测压表。

（2）气管插管：咽喉镜、气管导管、插管导丝、牙垫、5mL或10mL注射器、胶布和扁带、液状石蜡、外科手套，必要时备纤维支气管镜。

（3）气管切开：气管切开包、气管切开套管、0.5%安多福、无菌弯盘、5mL注射器、无菌方纱、外科手套。

二、操作程序

1．评估

（1）患者病情、意识、生命体征、合作程度、心理状态。

（2）气管插管/套管的位置及脱出的程度。

（3）固定带松紧度。

2．实施

气管插管意外脱出：

（1）立即通知医生及寻求同事支援。

（2）当气管插管部分脱出小于6cm，予吸痰、松开气管插管的固定带、放气囊、协助医生将气管插管送回原来插入的刻度、充气囊、听诊肺部。

（3）当气管插管部分脱出大于6cm，予吸痰、放气囊、吸氧或简易呼吸球囊通气、重新准备气管插管用物，配合医生重新插管。

气管切开套管意外脱出：

（1）立即通知医生及寻求同事支援。

（2）吸氧、吸痰。

（3）未形成窦道者，立即协助医生行气管插管，酌情重新置入气管切开套管；形成窦道者，协助医生置入气管切开套管。

（4）固定气管切开套管。

三、关键环节

（1）意外脱管的判断：

完全脱出：气管导管直接脱出口鼻腔或气管切开口。

部分脱出：①导管外露长度增加；②呼吸机持续报警（气道压力过低或每分钟通气量过低）；③经皮血氧饱和度下降，呼吸加快、心率加快、呼吸困难、呛咳；④气囊充气下，患者可发声。

（2）气管切开患者3～7天后可形成窦道，未形成窦道者，在未完全暴露气管时，勿直接经原切口置入，应协助医生行气管插管，再酌情重新气管切开。

（3）未形成窦道患者，先使用简易呼吸球囊加压给氧；窦道形成者，直接经窦道给氧。

（余惠　陈丽映）

第六节 声门下吸引技术

声门下是指建立人工气道患者，气囊上到声门下间隙的部位。该部位的滞留物误吸是发生呼吸机相关性肺炎（VAP）的主要危险因素。但由于声门下腔隙位置特殊，常规的吸痰技术难以清除分泌物，目前是通过气管导管侧面的声门下吸引导管对该部位的滞留物进行吸引，该护理操作技术称为声门下吸引技术。

目前临床上应用的主要为持续声门下吸引和间歇声门下吸引两种方法。间歇声门下吸引不仅可以使气道黏膜得到休息、减少并发症，安全有效，而且还可以减少护理人员的工作量，但关于间歇声门下吸引的频率尚未形成共识。

一、用物准备

负压吸引装置、止血钳、20mL注射器、0.9%氯化钠注射液、气囊测压表、外科手套，如图7.6.1。

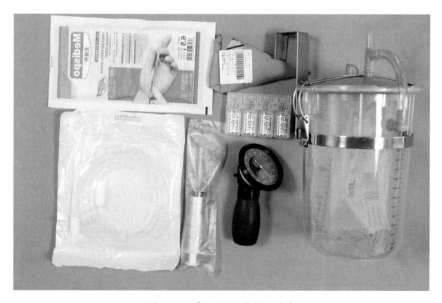

图7.6.1 声门下吸引用物准备

二、操作程序

1．评估

（1）患者病情、意识、生命体征、合作程度、心理状态。

（2）呼吸道分泌物量、颜色、性质。

（3）气囊压力。

2．实施

（1）将声门下引流管连接负压吸引装置，如图7.6.2。

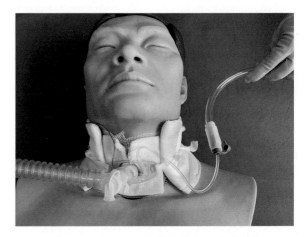

图7.6.2　声门下引流管连接负压吸引装置

（2）冲洗时用止血钳夹闭负压引流管，断开声门下引流管与中心负压吸引装置的连接，如图7.6.3。再用20mL注射器抽吸无菌生理盐水3~5mL，自声门下引流管缓慢低压注入声门下、气囊上方，如图7.6.4。3~5min后连接声门下引流管与负压吸引装置，打开止血钳，保持引流通畅。

（3）观察患者血氧饱和度变化，有无呛咳。

（4）观察吸引物的颜色、性状、量，有无肉眼可见的血性液体，必要时留取2mL吸引物送检，进行隐血试验，注意排除口咽部位出血患者。

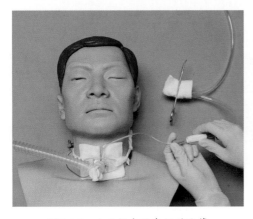

图7.6.3　止血钳夹闭负压引流管

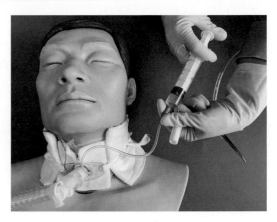

图7.6.4　冲洗

三、关键环节

（1）吸引压力负压调节在–150～–90mmHg（–20～–12kPa）。

（2）负压吸引装置要有明显的标识，并与其他用途的负压区分开来，防止压力骤变。

（3）需每6～8h用气囊测压表测气囊压力1次，保证气囊压力在25～30cmH$_2$O。

（4）持续声门下吸引，每间隔4～6h冲洗声门下引流管1次。

（5）冲洗前用气囊测压表向导管气囊内注入气体，使其压力大于30cmH$_2$O，防止冲洗时冲洗液流入下呼吸道。冲洗完毕，再经气囊测压表放出冲洗前注入的气体量，使压力维持在正常水平。

（6）正常情况下，气管切开后声门下、气囊上方容积约10mL。因此，每次冲洗的量不宜过大，以防引起刺激性呛咳。

（7）负压吸引会造成气道黏膜部分纤毛断裂、稀疏、参差不齐，甚至出现大片纤毛脱落现象，当气道黏膜损伤到一定程度时就会引起气道出血，因此，如果吸引出血性液体（含隐血试验阳性），则停止声门下吸引。

（8）需检查声门下吸引管有无堵管。由于声门下吸引管管径很细，极易发生堵塞，尤其是滞留物黏稠时更容易发生堵塞，此时不宜使用盐水等冲洗引流导管，以免导致气囊上滞留物冲洗至下呼吸道，引起逆行性感染，建议推注空气排除阻塞。

（熊想莲）

第七节 人工气道气囊管理技术

对于机械通气的患者，人工气道气囊管理技术的意义重大，气囊压力过高可导致气道黏膜受压缺血；气囊压力过低则可出现漏气，导致通气量不足，同时引发吸入性肺炎。合适的气囊压力可以有效防止胃内容物及口腔分泌物逆行进入气道，减少VAP的发生，并且可以避免机械通气过程中出现漏气及气体反流等情况的发生。

校准的气囊测压表是目前测量气囊压的"金标准"，目前临床指南推荐将气囊压维持在25～30cmH$_2$O，高于或低于此压力往往会出现相应的并发症。

一、用物准备

听诊器、10mL注射器、气囊测压表、医用三通管，如图7.7.1。

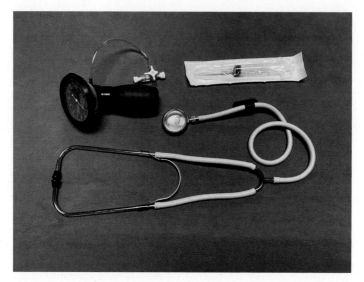

图7.7.1　人工气道气囊管理技术用物准备

二、操作程序

1．评估

（1）患者病情、意识、生命体征、合作程度、心理状态。

（2）有无咳嗽、咳痰、吸痰操作、体位变换等。

2．实施

（1）气囊测压表法：气囊测压表连接医用三通管，使用气囊测压表向导管气囊注气，如图7.7.2，并维持气囊压力在25~30cmH$_2$O。

（2）固定充气法和指触法：用10mL注射器向导管气囊充气，凭经验用手指感觉气囊压力的方法，如图7.7.3。但该方法容易受气管导管气囊的材质、容量、形状、顺应性等影响。单纯通过手指触摸，感觉气囊压力的准确性极低，很难达到预期气囊压力的效果。

（3）最小漏气法：用10mL注射器向导管气囊注气，听诊器置于气管处听诊，直到听不到漏气声为止。然后缓慢抽出气体，从0.1mL开始，直到吸气时听到少量漏气音为止，此时的气囊压力认为是最佳压力值。

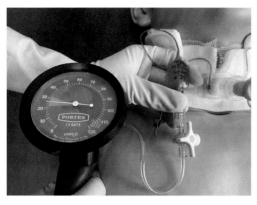
图7.7.2 气囊测压法

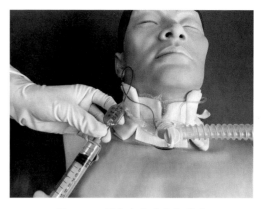
图7.7.3 固定充气法和指触法

（4）持续测压法：使用医用三通管分别连接导管气囊和一次性压力传感器，通过心电监护仪持续监测气囊压力值。

三、关键环节

（1）选择在患者平静状态下测量气囊压，避开吸痰、口腔护理及体位改变等可能影响到气囊压的操作。

（2）在吸痰，体位改变，使用肌松药物、镇静药物后需要重新测量气囊压。

（3）应使气囊压维持在25～30cmH$_2$O，可使用自动重启泵维持气囊压，无该装置时每隔6～8h重新手动测量气囊压。

（4）采用气囊测压表进行手动测压，连接气囊时导管气囊会出现漏气现象，研究结果显示每次测量后气囊压力下降约2cmH$_2$O，因此连接医用三通管进行充气或测量。

（5）当气囊压超过30cmH$_2$O时，黏膜毛细血管血流开始减少；当气囊压超过50cmH$_2$O时，血流完全被阻断。气管黏膜压迫超过一定时间，将导致气管黏膜缺血性损伤甚至坏死，严重时可发生气管食管瘘；相反，如果气囊压小于20cmH$_2$O，气囊上的滞留物就有可能随着口咽部分泌物顺着呼吸气流进入呼吸道，将会导致误吸及漏气等。

（6）当气囊测压管内有积水时，气囊内实际压力较监测压力小，因此应注意观察并及时清理测压管内的积水。

（7）目前临床上选用的多为低压高容气囊，因此气囊不需要定时放气。

（8）对于气管切开无须机械通气的患者，如果自主气道保护能力好，可将气囊完全放气或更换为无气囊套管。

（熊想莲）

第八节 人工气道湿化技术

人工气道建立后，呼吸道加温加湿功能丧失，呼吸道水分丢失增多，分泌物变稠，易致气道堵塞、软组织损伤等，因此，气道湿化是保证呼吸道通畅的重要环节。气道湿化可增加吸入气体的湿度，有助于维持呼吸道水分充足，从而起到湿润气道黏膜、稀释痰液及保持气道黏液-纤毛系统的正常生理功能和防御作用。

不论何种湿化，都要求进入气道内的气体温度达到37℃，相对湿度100%，以更好地维持黏膜细胞完整、纤毛正常运动及气道分泌物的排出，降低呼吸道感染的发生概率。

一、用物准备

注射泵、注射器、一次性输液用延长管、一次性头皮针、吸氧装置、湿热交换器、主动加热湿化器。

二、操作程序

1. 评估

（1）患者的病情、意识、生命体征、合作程度、心理状态。

（2）痰液的性质、量、颜色。

（3）咳嗽、咳痰能力。

2. 实施

（1）气道持续湿化法。

该方法目前在临床中应用较多，是将湿化液沿气管内套管持续滴入或泵入气道的一种湿化方法，具有单位时间内用药剂量小、作用缓慢、对气道刺激性小的特点，一般速度保持在4～10mL/h，应用微量泵或可调节输液器，24h持续气道内滴入或泵入，保持气道绝对湿化，药液应每24h更换1次。

（2）雾化吸入。

雾化吸入是临床最常用的湿化方式之一，但雾化湿化法不具有加温作用，因此临床上不建议长时间、大剂量、持续雾化。一般每2～4h雾化1次，每次10～15min，雾化液量不超过15mL，长时间持续吸入雾化液可致肺不张并造成氧分压下降，并存在湿化过度的风险。

（3）气道内灌洗。

气道内灌洗是将湿化液在患者吸气时，匀速注入气管内，待患者呛咳时迅速将气道深部坏死组织、黏稠痰液吸出。坏死黏膜脱落阶段（伤后3～14天）、痰多干结者可进行气道内灌洗。灌洗前后要体位引流和拍背相结合，以促进气管坏死黏膜松动，便于吸出。必须两人合作，一人用注射器在患者吸气时沿气管壁注入冲洗液10～15mL，另一人准备吸引管，当患者开始呛咳时立即吸痰。数分钟后重复1次，一般可重复2～3遍，每天3～5次。操作前后给予短暂的高浓度吸氧，操作应严密观察病情，动作要迅速、谨慎。普通机械通气患者不建议气道内灌洗，除非紧急处理痰液堵塞的情况。灌洗液的量和次数需要根据呼吸道损伤的程度选择，气道内灌洗存在一定风险，需要经验丰富的护理人员进行，在操作过程中，动作要快，并密切观察患者的呛咳反应和血氧饱和度。对于昏迷、无咳嗽反射的患者，不适宜进行气道内灌洗，防止灌洗液及痰液不能及时排出体外，造成肺部损伤和肺部感染。

（4）湿热交换器。

也称人工鼻，它的原理是模拟人体湿化系统机制，通过人工鼻内聚氨酯（海绵）的材料，将呼出气体的热量和水分回收后对吸入气体进行加温、加湿。优点是能保证适度湿化、有效加温并充分过滤，维持气道纤毛系统功能，能改善肺功能，降低肺部感染发生率。不适用于脱水过多、低体温或气道分泌物多的患者，慢性呼吸衰竭患者尤其是撤机困难的患者以及婴幼儿也不建议使用。

（5）湿化器加热湿化法。

以物理加热的方式为干燥的气体提供适当的温度和充分的湿度。将灭菌水加热，产生水蒸气，与吸入气体进行混合，从而达到对吸入气体加温加湿的目的。

三、关键环节

湿化程度的判断。

（1）湿化满意：气道通畅、分泌物稀释顺利通过吸痰管、导管内壁无结痂现象。

（2）湿化不足：分泌物黏稠、有黏液块咯出、吸引困难、可有突然的呼吸困难、发绀加重，导管内壁有结痂。

（3）湿化过度：分泌物过分稀薄、咳嗽频繁、需要不断吸引、痰鸣音多、烦躁不安、发绀加重。

（黎宁）

第九节 拔除人工气道的护理配合技术

人工气道拔除是插管患者撤离机械通气时的最后一个步骤。延迟拔管有可能导致VAP的发生，延长ICU和住院时间，甚至可能增加患者病死率。另外，如果拔管失败（发生率高达20%），也可能导致ICU和住院时间延长，医疗费用增加，甚至需要再次插管和提供长期紧急照护。

一、适应证

1. 呼吸功能明显改善，自主呼吸强

2. 具备撤机的指征

（1）呼吸机模式改为SIMV或PSV。

（2）吸入氧浓度逐渐降低至40%以下。

（3）PEEP逐渐降至0cmH$_2$O。

（4）潮气量＞3mL/kg（理想体重）。

（5）呼吸频率调至12次/min以下。

（6）辅助检查结果：PaO$_2$＞60mmHg、PaCO$_2$达基本正常范围（30~50mmHg）。

3. 良好的气道保护能力，咳嗽反射良好、可自行排出痰液的患者

4. 气囊漏气试验通过

二、用物准备

（1）无菌剪刀、外科手套、无菌方纱、无菌棉球、灭菌凡士林纱块、胶布、无菌弯盘、10mL注射器、0.5%安多福消毒液，如图7.9.1。

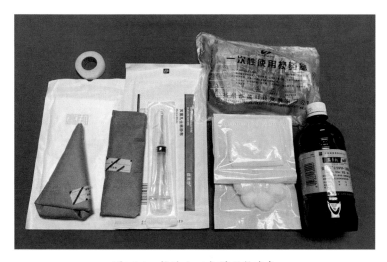

图7.9.1 拔除人工气道用物准备

（2）气管套管、气管切开包。

（3）吸氧、吸痰装置。

三、操作程序

1. 评估

（1）患者病情、意识、生命体征、合作程度、心理状态。

（2）患者进食情况。

（3）痰液性质、量、颜色。

（4）患者咳嗽、咳痰能力。

2. 实施

拔除气管插管的护理配合：

（1）头高脚低。

（2）清除气道、口鼻腔及声门下的分泌物。

（3）吸入纯氧。

（4）松开固定带。

（5）医生一边气囊放气，护士一边吸痰，两者同时将气管套管及吸痰管带负压拔出。

（6）拔出气管插管后，再吸净痰液。

（7）吸氧。

拔除气管切开套管的护理配合：

（1）头高脚低。

（2）清除气道、口鼻腔及声门下的分泌物。

（3）吸氧。

（4）协助医生剪开固定带，如图7.9.2。

（5）医生一边气囊放气，护士一边吸痰，如图7.9.3；然后两者再同时将气管套管及吸痰管带负压拔出，如图7.9.4。

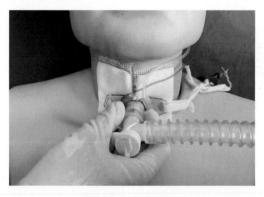

图7.9.2 剪开固定带

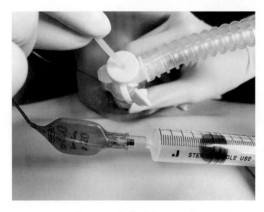

图7.9.3 气囊放气及吸痰

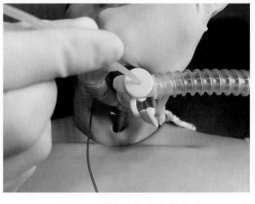

图7.9.4 带负压拔出气管套管

（6）拔出气管套管后，再经气管切开口吸净痰液，如图7.9.5。

（7）由内向外消毒气管切开口及周围皮肤，如图7.9.6。

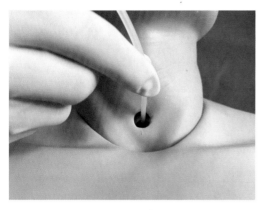
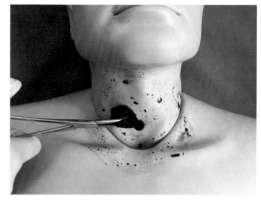

图7.9.5 吸净痰液　　　　　　　　　　　图7.9.6 消毒

（8）灭菌凡士林纱块卷成窦道内径大小，塞入窦道，如图7.9.7，以患者不呛咳为主。

（9）无菌方纱加压覆盖伤口后用胶布固定，如图7.9.8。

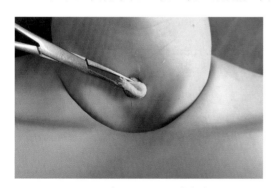
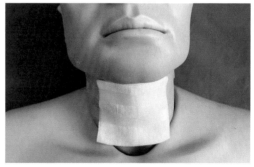

图7.9.7 灭菌凡士林纱块填塞窦道　　　　　图7.9.8 方纱加压覆盖伤口

四、关键环节

（1）拔管前后半小时暂停进食。

（2）拔管前床边备相应型号或小一号的气管插管/套管。

（3）对于气道损伤、长期气管插管、气囊漏气测试（CLT）阳性且有拔管失败史的高危患者，拔管前应用地塞米松或甲强龙等激素药物，可有效减轻气道水肿及抗炎。

（4）气囊上滞留物的清除：无声门下吸引管者需行气流冲击法清除气囊上滞留

物，此操作需三人配合，一人将简易呼吸器与人工气道相连，配合患者呼吸同步送气，于第2次吸气末呼气初挤压简易呼吸器产生高速气流，另一人同时用10mL注射器将气囊内气体放出，在呼气末将气囊充气，这时囊上的滞留物被气流吹至咽部，第三人即刻用吸痰管经患者口鼻腔将分泌物吸净。

（5）为防止黏附于导管下端的分泌物坠落到下呼吸道，边放气囊边抽吸，使气管套管腔内呈负压状态。

（6）密切观察患者的意识和生命体征。

（7）拔管后观察患者声音有无嘶哑、说话有无漏气。

（8）1h后复测血气分析。

（9）进食后观察患者的吞咽功能，进食时抬高床头30°～45°或半坐卧位，预防误吸，尽量少量多餐。

（10）鼓励咳嗽和深呼吸。

（11）指导拔除气管切开套管后的患者咳嗽时，用手按压气管切开部位敷料进行咳嗽，如图7.9.9，并观察患者的依从性。

（12）观察敷料有无松脱，如敷料松脱，报告医生重新予灭菌凡士林纱块填塞，外敷料固定。

（13）并发症的观察及处理。

气管塌陷：呼吸困难，紧急重新插管。

喉痉挛是导致拔管后出现上呼吸道梗阻的最常见原因，轻度表现为吸气性喘鸣，进而出现血氧饱和

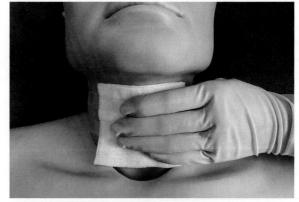

图7.9.9　咳嗽时按压切口敷料

度下降，应立即予吸氧、镇静等处置，必要时应用抗胆碱能药物，以减少腺体分泌，重者需重新插管。经评估后被认为有极大可能性发生拔管后喉痉挛的患者，在拔管前12～24h常规应用多剂量的糖皮质激素治疗，可使拔管后喉痉挛发生率显著降低（相对于仅接受单一剂量糖皮质激素治疗的患者而言）。

喉头水肿：拔管后出现吸气相哮鸣、呼吸困难并进行性加重，经皮血氧饱和度下降，立即予面罩加压给氧、静脉注射地塞米松，局部应用去甲肾上腺素或异丙托+布地奈德等雾化治疗。以上均不能缓解者，应即刻予重新插管。

（黎宁）

第十节 有创机械通气护理技术

机械通气是抢救危重烧伤患者的重要手段之一，能改善心、肺、肾等重要器官的功能，稳定身体内环境并促进患者康复。其作用是提供一定水平的分钟通气量以改善肺泡通气，改善氧合，提供吸气末压（平台压）和呼气末正压（PEEP），以增加吸气末肺容积（EILV）和呼气末肺容积（EELV），对气道阻力较高和肺顺应性较低者，机械通气可降低呼吸功消耗，缓解呼吸肌疲劳。有创机械通气是通过建立人工气道实施正压通气。

一、用物准备

呼吸机、一次性呼吸机管道、螺旋接头、过滤器、模拟肺、灭菌注射用水、负压吸引装置及吸痰用物、快速免洗手消毒凝胶、听诊器、检查手套、气囊测压表、加热加湿器、冷凝水集水桶、传感器（必要时）。

二、操作程序

1．评估

（1）患者病情、意识、生命体征、合作程度、心理状态。

（2）人工气道情况。

（3）呼吸机的功能。

2．实施

（1）妥善固定气管插管/气管切开导管及呼吸机管道。

（2）保持床头抬高30°～45°，卧悬浮床时可使用床头支架抬高。

（3）按需吸痰，保持气道通畅。

（4）及时声门下吸引。

（5）气囊压力保持在25～30cmH$_2$O。

（6）保持口腔清洁，每天使用复方氯己定漱口液行4次口腔护理。

（7）充分气道湿化，保持送入气道气体的湿化温度为37℃，湿度为100%。

（8）及时倾倒冷凝水。

（9）每天评估气管导管的必要性。

（10）呼吸机管路污染时及时更换。

（11）定时评估胃潴留。

（12）鼻饲时预防误吸、返流。

（13）预防并处理人工气道狭窄或阻塞。

（14）观察呼吸机使用情况、及时处理报警事件。

（15）监测实验室指标。

三、关键环节

（1）严格执行手卫生。

（2）定时翻身、拍背排痰。

（3）保持管道连接的密闭性，患者剧烈咳嗽时，可适当释放气道压力，症状未能缓解者，可遵医嘱经气管滴入少量2%盐酸利多卡因，暂时缓解剧烈咳嗽，避免气压伤发生。

（4）监测患者的气道峰压、平台压、呼出潮气量、分钟通气量等读数，了解患者肺部顺应性、通气状况、患者与呼吸机同步情况。

（5）根据患者病情变化及时调整呼吸机模式及参数，并观察调整后的反应，如胸廓运动、肺部听诊、X线、动脉血气的变化。

（6）观察有无机械通气并发症，如气管导管移位、黏膜损伤、感染、气压伤、心排血量减少、胃扩张、皮下气肿等。

（7）常见报警处理方法如下。

1）气道高压报警。

呼吸机管道。①扭结、打折。处理：整理管道，恢复通畅。②管道积水、积痰。处理：使集水杯处于低位，及时清理冷凝水及痰液。

人工气道。①气道痉挛。处理：解痉，使用支气管扩张剂。②气道内有痰液、血块、脱落黏膜。处理：及时清除气道内分泌物，必要时更换气管导管。③气管插管滑入一侧支气管、经口气管插管被患者咬住打折。处理：校正导管位置，及时调整导管于正确位置；烦躁患者镇静镇痛，固定好咬嘴。④气管切开导管贴壁（如外院转入患者使用较小号的气管切开导管，患者水肿较严重，烦躁导致）。处理：更换大号的气管导管。⑤选择了较小号的气管导管（导管型号越小，气道的阻力越大）。处理：更换大号的气管导管。

患者原因。①人机对抗。处理：寻找原因，排除病因及对症处理，必要时镇静治疗。②肺部疾病（如顺应性不好、气道阻力高、ARDS、肺水肿、肺不张等）。处理：查明原因对症处理。

呼吸机参数设置不合理（模式或参数设置不合理）。处理：查明原因对症处理。

2）气道低压报警。

呼吸机管道：呼吸机回路漏气。处理：检查呼吸机回路，保证呼吸机回路密闭性。

人工气道：气囊充气不足或气囊破裂。处理：检查气囊压力，必要时更换气管导管。

呼吸机参数：呼吸机参数设置不当。处理：对症处理。

3）分钟通气量过高报警（过度通气）。

呼吸机管道：呼吸机回路有积水，导致误触发。处理：集水杯处于最低位，及时倾倒集水杯内的冷凝水。

呼吸机参数：呼吸机通气参数设置不当。处理：合理调整通气参数。

患者原因：烦躁、严重缺氧、人机对抗、疼痛。处理：对症处理。

4）分钟通气量过低报警（通气不足）。

呼吸机管道：呼吸机管道或湿化系统漏气。处理：检查呼吸机管道或湿化系统是否接好。

人工气道：气囊漏气。处理：检测气囊压力，维持正常范围。

呼吸机参数：潮气量设置过低、通气频率设置过低等。处理：增加潮气量设置、增加呼吸频率设置等。

患者原因：肺部疾病（如顺应性不好、气道阻力高、ARDS、肺水肿、肺不张等）。处理：查明原因对症处理。

5）呼吸频率过高报警。

呼吸机管道：呼吸机管道有积水，导致误触发。处理：集水杯处于最低位，及时倾倒集水杯内的冷凝水。

呼吸机参数：触发灵敏度过高导致误触发等。处理：重新设置灵敏度的值等。

患者原因：人机对抗、焦虑、烦躁、疼痛、发热。处理：重新评估患者状态，对症处理。

6）呼吸频率过低报警。

呼吸机参数：触发灵敏度设置不当等。处理：灵敏度调节合适，利于患者触发等。

患者原因：镇静过深等。处理：暂停镇静等。

7）高潮气量报警。

呼吸机管道：呼吸机管道有积水，导致误触发。处理：集水杯处于最低位，及时倾倒集水杯内的冷凝水。

呼吸机参数：呼吸机通气参数设置不当。处理：合理调整通气参数。

患者原因：烦躁、严重缺氧、人机对抗、疼痛。处理：对症处理。

8）低潮气量报警（通气不足）。

呼吸机管道：呼吸机管道漏气。处理：检查呼吸机管道，保证呼吸机管道密闭性。

人工气道：气囊漏气。处理：检测气囊压力。

呼吸机参数：参数设置不当。处理：对症处理。

患者原因：镇静过深、肺部疾病（如顺应性不好，气道阻力高、ARDS、肺水肿、肺不张等）等。处理：查明原因对症处理。

9）窒息报警。

呼吸机参数：窒息时间设置不当；呼吸机模式设置不当等。处理：评估患者情况，重新更改模式或参数等。

人工气道：气道堵塞。处理：及时清理呼吸道分泌物及异物。

患者原因：过度镇静等。处理：暂停镇静，查明原因对症处理。

10）氧气供应障碍。

①接头未接稳当、松动。处理：重新连接接头，固定稳当。②气源不足。处理：通知供氧中心，或使用氧气瓶供氧。

11）空气供应障碍。

①接头未接稳当、松动。处理：重新连接接头，固定稳当。②气源不足。处理：通知供氧中心，使用压缩机。

12）氧浓度过高或过低。

①氧电池需校准。处理：氧电池校准。②氧电池失效。处理：更换氧电池。③空氧混合器故障。处理：工程师维修。

（韦静）

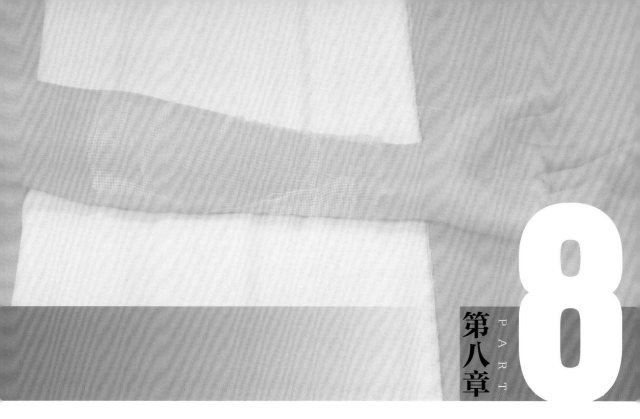

第八章

烧伤创面
护理技术

第一节 环形焦痂切开减张护理配合技术

焦痂为深度烧伤坏死组织，可限制局部水肿向外扩展而产生压迫作用，对环形焦痂须及早施行切开减张，以解除焦痂对肢体血循环的压迫及对人体呼吸的影响。

一、适应证

（1）颈部环形焦痂。

（2）胸腹部环形焦痂或焦痂超过腋中线。

（3）肢体远端皮肤青紫或苍白、局部发凉、麻木。

（4）进行性肢体肿胀、感觉迟钝。

二、用物准备

无影灯、电凝机、电刀笔、负极板、无菌巾、一次性手术衣、车边纱、灼伤纱、绷带、静脉切开包、皮肤消毒用物（0.5%安多福、无菌弯盘）、外科手套、大角针、缝线、利多卡因、10mL注射器、100mL 0.9%氯化钠注射液。

三、操作程序

1．评估

（1）患者病情、意识、生命体征、合作程度。

（2）环形焦痂部位皮肤张力情况。

（3）患者肢端及肢体皮温、血运、感觉。

（4）患者尿量情况。

（5）患者凝血功能。

2．实施

（1）协助患者取平卧位，建立静脉通道。

（2）使用0.5%安多福常规消毒术区皮肤。

（3）协助医生穿一次性手术衣、戴外科手套、术区铺无菌巾、铺车边纱。

（4）调节无影灯并对准术区，调整床的高度。

（5）打开静脉切开包，并放入10mL注射器。

（6）协助医生抽吸利多卡因及0.9%氯化钠注射液，进行局部麻醉。

（7）打开电凝机电源，协助医生连接电刀笔，将负极板粘贴于患者肌肉丰富、皮肤完整、远离心脏处，调节功率，一般大人40～50W，小孩30～35W。

（8）躯干切开减压时协助患者向对侧15°～30°侧身。

（9）协助医生行切开减张术。

（10）根据病情需要准备磺胺嘧啶银粉（加入灭菌注射用水调成稀糊状）或0.5%安多福，打开灼伤纱，协助医生予磺胺嘧啶银纱布或安多福纱布填塞切口。

（11）递上大角针，及时添加7号缝线，协助医生缝合及创面外涂磺胺嘧啶银粉。

（12）根据患者情况确定是否进行包扎或暴露疗法，需要包扎时协助医生进行包扎止血。

（13）关闭电凝机。

（14）清点用过的医疗器械，将用过的大脚针、刀片、电刀笔清点数量并丢弃于利器盒。

四、关键环节

（1）颈部、躯干环形焦痂，可严重影响呼吸，应密切观察呼吸情况，及时报告医生，加大氧流量，抬高床头，清除呼吸道内分泌物，防止呼吸道梗阻。

（2）术中密切观察患者的意识、生命体征、尿量及病情变化，并根据患者病情变化调整输液种类、输液量、输液速度。

（3）协助患者取舒适体位，切开减张的肢体予抬高并保暖、保持肢体功能位。

（4）观察切开减张处有无活动性出血及肢体末端感觉、血运情况，询问患者肢端有无麻木、胀痛。

（5）颈部、躯干环形焦痂术后询问患者有无呼吸困难，心电监护血氧饱和度。

（6）电击伤切开减张后观察有无活动性出血，床旁常备止血带、绷带、静脉切开包、灼伤纱等。

（周雪）

第二节 包扎疗法护理技术

包扎是用灭菌吸水厚敷料包扎创面，使之与外界隔离，以保护创面，减轻疼痛，吸收渗液，充分引流。包扎对创面有保护作用，可预防创面干燥，这对处于淤滞阶段的深Ⅱ度创面尤为重要，如使用材料覆盖创面能适当降低创面蒸发水分的速率，则可保持或恢复部分处于间生态组织活力。包扎后局部温度较高，可减少低温所致代谢效应，加速创面愈合。此外，还利于肢体固定、制动和保暖。

一、用物准备

外科手套、灭菌凡士林纱块或烧伤专用敷料、灼伤纱、绷带、3M胶布、无菌剪刀、一次性手术衣，如图8.2.1。

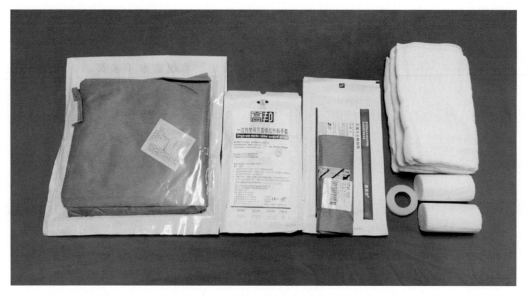

图8.2.1 包扎疗法用物准备

二、操作程序

1．评估

（1）患者的病情、意识、生命体征、合作程度、心理状态、二便情况。

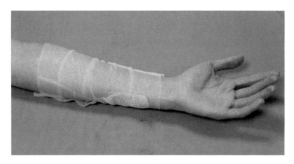

图8.2.2　凡士林纱块包裹

（2）患者烧伤部位情况：渗液、水肿情况、肢端血运、肢体活动情况。

（3）烧伤创面深度和面积。

（4）疼痛。

2．实施

（1）清创后，先用一层灭菌凡士林纱块或烧伤专用敷料包裹创面，如图8.2.2。

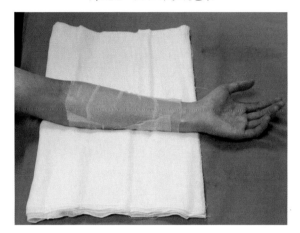

图8.2.3　放置敷料

（2）放置内层敷料后，外加多层灼伤纱（一般厚度3~5cm），如图8.2.3，各层敷料要铺平，范围宜超过创缘5cm。

（3）使用绷带进行固定，先按环形法缠绕数圈固定，后圈覆盖前圈的1/3或1/2呈螺旋形，从远心端到近心端包扎，如图8.2.4，以防止肢体远端肿胀，压力均匀。

（4）包扎完后检查肢端血循环，如图8.2.5，注意有无青紫、发凉、麻木、肿胀等情况，并抬高肢体。

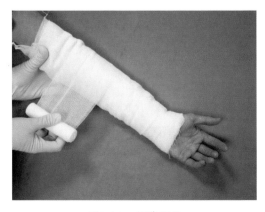

图8.2.4　绷带固定

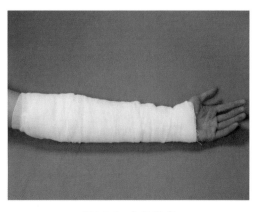

图8.2.5　包扎治疗

三、关键环节

（1）理想的内层敷料应引流好、更换时不与创面黏着粘连。

（2）多层无菌纱布适当加压包扎，厚度一般为3～5cm。休克期后可酌情减少，包扎范围应超过创缘5cm以保证创面不浸渍、敷料不渗透、创面封闭且引流充分。

（3）绷带包扎应均匀并适当加压，使敷料紧贴创面、充分引流、防止脱落、良好固定，但又不可过紧，以免影响肢体血供、呼吸及进食。

（4）指（趾）间应用纱布隔开，以防止粘连，指（趾）末节应外露，以便观察肢体末梢血液循环。

（5）应注意把各关节保持在对抗挛缩的功能位。

（6）定时翻身避免包扎的创面持续受压，以防包扎创面长期受压后敷料浸湿，创面潮湿易致感染。

（7）观察敷料有无松动脱落，有无渗出、包扎过紧等，如有异常应及时处理。

（8）大腿根部内侧敷料用灭菌凡士林纱块或者双层敷料保护，防止尿便污染。如被大小便污染，立即重新包扎。

（9）若出现发热、创面疼痛加剧、血象升高、渗液增加且有恶臭时，提示创面可能感染，应立即揭开内层敷料观察，更换敷料，或改暴露、半暴露疗法。

（邵星）

第三节　暴露疗法护理技术

暴露疗法是将烧伤创面暴露于干热空气中，不用敷料覆盖或包扎，使创面渗液及坏死组织干燥成痂，以暂时保护创面。头面、颈、会阴、臀部烧伤由于不易包扎，且局部分泌排泄物也易污染敷料，因此也采用暴露疗法。

一、适应证

头、面、颈、会阴、Ⅲ度创面、部分感染创面。

二、用物准备

创面促愈药物、磺胺嘧啶银粉、灭菌注射用水、无菌弯盘、无菌方纱、一次性手术衣、外科手套、高效辐射烧伤治疗仪，如图8.3.1。

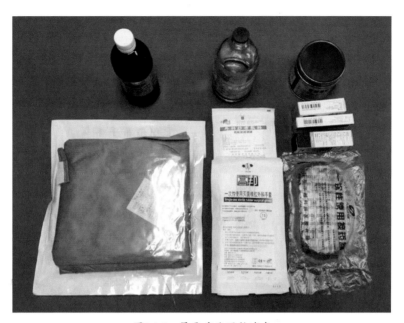

图8.3.1　暴露疗法用物准备

三、操作程序

1．评估

（1）患者的病情、意识、生命体征、合作程度、心理状态。

（2）患者烧伤部位情况：渗液、水肿情况、肢端血运、肢体活动情况。

（3）烧伤创面深度和面积。

（4）疼痛。

2．实施

（1）环境清洁、温暖、干燥，室温调至30～32℃，相对湿度40%左右。

（2）清洁创面周围正常皮肤，头面、颈、会阴、臀部烧伤患者予剔除毛发。

（3）创面外涂或外喷促愈药物，每天3～5次。

（4）Ⅲ度创面，用灭菌注射用水将磺胺嘧啶银粉调至糊状，然后均匀外涂至烧伤部位。

（5）创面使用高效辐射烧伤治疗仪照射，保护痂皮干燥、完整，避免痂皮裂开出血，对躁动不合作者应酌情给予约束。注意检查痂皮，发现痂下感染应及时去痂引流。

四、关键环节

（1）加强手卫生，防止交叉感染。

（2）病房每天开门、开窗通风2次，每次半小时。

（3）病房内减少人员流动，如需留陪护必须穿隔离衣。

（4）切开减张术后创面暴露的患者，及时更换潮湿的敷料及床单，应经常清洁创面周围正常皮肤。

（5）结痂的部位，特别是关节位勿过度活动，对于烦躁不合作患者应予约束或镇静，避免引起痂皮破裂出血。

（6）溶痂期，操作轻柔，避免过度刺激，引起痂皮破裂出血。

（7）注意观察创面渗液情况，有无脓性分泌物、痂下积脓及明显异味，如有异常应及时报告医生。

（8）会阴部烧伤伴有外生殖器烧伤时，可予留置尿管。男性患者早期阴茎与阴囊水肿严重，可托起，使用敷料隔开，防止与周边皮肤粘连。女性患者注意分开阴唇，保持清洁及防止粘连。

（邵星）

第四节 半暴露疗法护理技术

半暴露是用单层药液或薄油纱布黏附于创面，任其暴露变干，用以保护肉芽面或去痂后的Ⅱ度烧伤创面、固定植皮片、控制创面感染等。适用于深Ⅱ度烧伤创面脱痂后，经清洗、浸浴及湿敷等控制感染且有较多的上皮岛的创面，此法还适用于供皮区。

一、适应证

Ⅱ度烧伤创面、供皮区。

二、用物准备

无菌剪刀、灭菌凡士林纱块/烧伤专科敷料、外科手套、创面促愈药物、一次性手术衣、高效辐射烧伤治疗仪、烤灯，如图8.4.1。

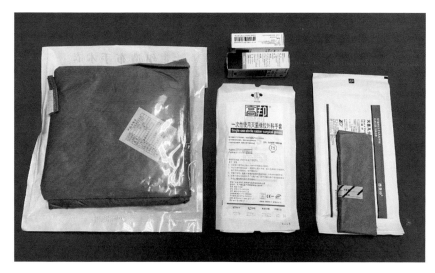

图8.4.1 半暴露疗法用物准备

三、操作程序

1. 评估

（1）患者的病情、意识、生命体征、合作程度、心理状态、二便情况。

（2）患者烧伤部位/供皮区情况：渗液、水肿情况、肢端血运、肢体活动情况。

（3）烧伤创面深度和面积。

（4）疼痛。

2. 实施

（1）剪裁灭菌凡士林纱块，与创面等大。

（2）用淋洗、浸泡、湿敷等方法清洁创面。

（3）灭菌凡士林纱块与创面贴紧，如图8.4.2，勿留空隙，以免积脓。

（4）创面外涂或外喷促愈药物，每天3～5次。

（5）予烤灯照射。

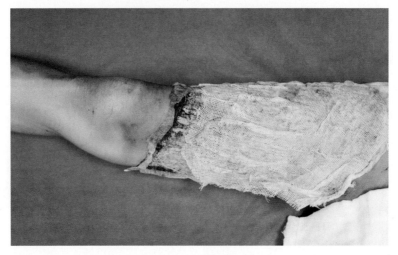

图8.4.2　半暴露治疗

四、关键环节

（1）应选择灭菌凡士林纱块或不粘创面的敷料，避免去除敷料时对创面造成损伤。

（2）敷料应与创面等大，既不能使创面裸露，也不宜超出创缘，以免与创面贴敷不牢而脱落，还可能浸渍软化周围皮肤和焦痂，引发毛囊炎或加重痂下感染。

（3）观察敷料与创面是否紧贴，以免分泌物聚集；检查敷料下是否积液积脓，并及时处理。

（4）若创面脓液较多，可将痂皮去除，清除脓液，或经淋洗、浸泡、湿敷等使创面洁净后，改用抗菌敷料半暴露，控制感染。若分泌物仍较多，需浸泡或浸浴，创面清洁后改用包扎疗法。

（5）肉芽创面不宜长期采用半暴露疗法，应尽快手术植皮，封闭创面。

（6）一般可每天或隔天更换1次敷料。如为供皮区清洁创面，可不必每天更换敷料，待创面在敷料下自愈。

（吴巍巍）

第五节 湿敷疗法护理技术

湿敷是将吸水性能良好的3~6层粗孔纱布，浸透生理盐水或其他湿敷溶液，稍挤干，平铺于创面，绷带包紧、固定的一种治疗方法。多用于脓液较多的创面或肉芽创面植皮前准备，使创面上的脓液、脓痂、坏死组织得以引流与清除，减少创面菌量，加速创面清洁，有时也可加速脱痂，用于促进焦痂（痂皮）分离。不便包扎的部位可不包扎，但必须保证湿敷敷料紧贴于创面，不形成无效腔。

一、适应证

水肿肉芽创面、脓液与坏死组织黏附较多的创面。

二、用物准备

灼伤纱、灭菌凡士林纱块或网眼纱、0.5%安多福、0.9%氯化钠注射液、无菌剪刀、无菌弯盘、外科手套，如图8.5.1。

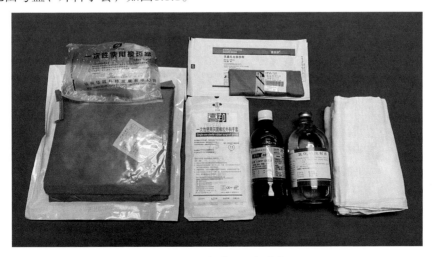

图8.5.1 湿敷疗法用物准备

三、操作程序

1．评估

（1）患者的病情、意识、合作程度、心理状态。

（2）患者创面肉芽水肿情况、分泌物、坏死组织情况。

2．实施

（1）用0.9%氯化钠注射液清洁创面。

（2）灼伤纱沾干。

（3）内层使用1～2层浓度较高的抗菌药液纱布，如图8.5.2。

（4）外加数层盐水纱布湿敷，如图8.5.3。

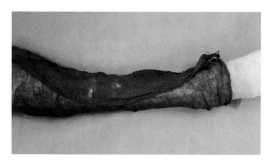
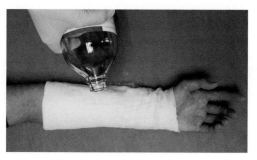

图8.5.2　内层抗菌药液纱布　　　　　图8.5.3　外层盐水纱布

（5）定时喷洒湿敷液。

（6）每天4～12h更换敷料1次。视创面洁净状况而定。

（7）观察有无创面出血及疼痛，较大面积湿敷时观察有无寒战、高热等中毒症状。

四、关键环节

（1）敷料不宜太湿，以防创面浸渍。可将外层敷料加厚，以避免水分迅速蒸发，保持湿润。

（2）湿敷可用等渗盐水或根据创面细菌药敏试验选择抗菌药液。肉芽面水肿时可用2%～5%高渗盐水，浓度过高可引起剧痛。

（3）为了减少更换敷料时出血和疼痛，紧靠创面可贴敷1层网眼纱布，更换敷料时，若网眼纱布未被脓液浸满而影响引流，则不必每次更换，也可将湿敷区域内洁净的创面用灭菌凡士林纱块保护，减少换敷料时对创面的刺激。

（4）坏死组织与创面黏合较牢且无松动迹象时，应暂缓湿敷，否则效果差。

（吴巍巍）

第六节 浸浴疗法护理技术

浸浴疗法又称为水疗，是将患者全身进行温水或者药液浸泡，清洁创面，促使坏死组织分离脱落，引流痂下积脓，减少感染创面的细菌和毒素，缩短换药时间，促进创面的愈合。

一、适应证

（1）创面脱痂期痂下积脓多。

（2）常规换药不能清除创面分泌物者。

（3）烧伤后期残余创面。

（4）烧伤创面痊愈后功能锻炼者。

二、禁忌证

（1）烧伤休克期。

（2）病情危重、生命体征不稳定。

（3）严重心、肺疾病及全身情况较差者。

（4）月经期或严重感染者。

（5）需要保痂的创面。

（6）大面积烧伤患者。

三、用物准备

浸浴床/浸浴缸、药物（根据医嘱选择）、检查手套、一次性手术衣、车边纱、灼伤纱、止血钳、温度计，如图8.6.1。

四、操作程序

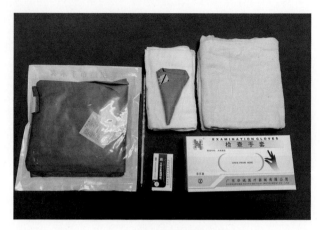

图8.6.1　浸浴疗法用物准备

1．评估

（1）患者的病情、意识、生命体征、过敏史、大小便、进食、合作程度。

（2）管道情况。

（3）环境。

（4）浸浴床/浸浴缸性能。

2．实施

（1）浸浴床放入38～40℃的温水，水量以浸没患者的躯干为宜。

（2）遵医嘱加入药物（一般用高锰酸钾片），并充分溶解。

（3）将患者身上的敷料拆除，保留最内层敷料。

（4）有动静脉穿刺口者使用防水透明敷料保护穿刺口。有气管切开口未闭合者使用无菌凡士林纱块填塞后用无菌方纱覆盖，再用防水透明敷料粘贴，避免浸于水中。有留置尿管者夹闭尿管。

（5）协助患者进入浸浴床，取头高脚低位。

（6）浸浴时完全浸透后，轻轻揭除最内层敷料，浸浴时要彻底清除脓液、脓痂，并清洁周围正常皮肤及未愈合的创面，采取沾、淋、冲等方法清洗创面，避免剥、撕、擦创面，减轻患者的疼痛。

（7）浸浴过程中，要严密观察，如患者出现呼吸增快、出冷汗、面色苍白等虚脱现象时，应立即停止操作。

（8）出浴时用灼伤纱沾干患者身上的水珠，用车边纱包裹保暖，送回病房，在保暖环境下再进行创面包扎。

（9）浸浴后观察患者的意识、体温、生命体征及病情变化，有异常及时报告医生；记录患者的各项监测指标及浸浴治疗的时间。

（10）浸浴床使用完毕后，排空流水，用500～1 000mg/L含氯消毒液浸泡30min，再以清水冲洗干净，待干备用。

五、关键环节

（1）室温保持28～30℃。

（2）浸浴前30min嘱患者进食，不能空腹浸浴，避免出现低血糖及其他不适。

（3）浸浴过程保护好患者隐私及安全。

（4）初次浸浴时间宜短，一般时间为15～20min，之后可延长，但不应超过1h，发生异常，立即停止。

（5）浸浴过程医护人员做好个人防护，防止被混有血液、体液的浸浴液浸湿污染。

（谢肖霞）

第七节　创面换药护理配合技术

烧伤创面换药治疗贯穿于烧伤治疗的始终，护士配合医生予创面换药治疗，有利于护士掌握患者创面愈合情况及病情，提高专科护理水平。

一、适应证

（1）大量渗液、渗血浸湿外敷料后。

（2）需要观察伤口、清除异物及分泌物者。

二、用物准备

换药车、灼伤纱、外科手套、绷带、灭菌注射用水、0.5%安多福、无菌剪刀、止血钳、无菌弯盘、胶布、清创盆、外用药（根据医嘱）、防护隔离服，必要时准备翻身床、液状石蜡、灭菌凡士林纱块，如图8.7.1。

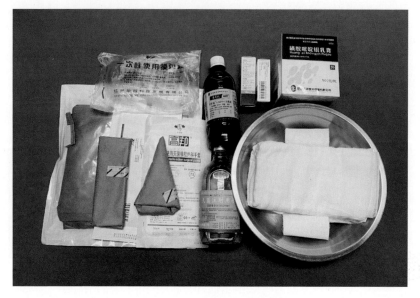

图8.7.1　创面换药用物准备

三、操作程序

1．评估

（1）患者的病情、生命体征、意识、合作程度、心理状态、疼痛情况、大小便。

（2）患者创面情况（受伤时间、部位、面积、深浅度、清洁度、渗液）。

2．实施

（1）护士洗手，戴手套、帽子、口罩，穿防护隔离服。

（2）妥善固定好管道。

（3）剪开换药部位绷带及外敷料。

（4）内层敷料与伤口粘连时先用注射用水或液状石蜡浸湿敷料，揭开敷料的方向应与伤口立纵轴方向一致以减轻疼痛和组织损伤。

（5）协助医生托起换药肢体，以便处理后侧创面。

（6）换药过程中根据医生的需要增添或更换药、物品。

（7）观察创面情况及包扎部位肢端血运，协助医生固定换药部位的敷料，根据情况采用绷带包扎，胶布固定。

（8）更换床单，患者取舒适体位，肢体处于功能位。

（9）保暖，密切观察患者的生命体征及病情变化。

（10）换药完毕整理用物。

四、关键环节

（1）严格遵守无菌技术操作规范，同一患者不同部位创面换药时应更换无菌手套，防止交叉感染。不同患者间先换无菌或相对洁净的患者，后换感染、多重耐药的患者。

（2）必要时换药前遵医嘱使用药物镇痛。

（3）背臀部换药时，为了充分暴露创面，可使用翻身床。

（4）患者换药更换体位时，妥善固定各类管道，防止牵拉、滑脱、打折及扭结。

（5）植皮术后，首次换药时，内层敷料不需要去除，以防皮片移位。

（6）必要时协助医生留取创面分泌物培养标本。

（周雪）

第八节 创面负压治疗护理技术

创面处理是烧伤治疗最根本的措施，主要包括清创、感染防治和创面修复。深度烧伤创面坏死组织自然溶解脱落较为缓慢，大量坏死组织附着于创面，往往会引起创面感染，进而造成创面愈合延迟甚至难愈。负压治疗可保护创面、促进创面愈合，植皮区准备、提高植皮成活率，提高患者的舒适度。其机制为减少创面分泌物，提供湿润环境，减轻水肿，改善局部血运，促进血管化、肉芽形成，加速上皮细胞生长和创面上皮化，防止外界环境中微生物侵袭感染，促进创基血管化，固定皮片，减少换药频率，减轻换药疼痛，控制创面的渗出与异味。

一、适应证

（1）急慢性创伤、烧伤、电击伤。

（2）压力性损伤、糖尿病足或腿溃疡、截肢。

（3）静脉瘀滞性溃疡。

（4）愈合不佳的手术后伤口。

（5）植皮区。

二、禁忌证

（1）暴露性的血管损伤、内脏器官。

（2）伴有坏死焦痂的Ⅲ度创面。

（3）大面积、渗出液很多的烧伤。

（4）活动性出血的创面。

（5）癌性溃疡创面。

三、用物准备

换药包、负压吸引装置、负压材料及贴膜、消毒液、酒精、无菌剪刀、标识，必要时用输液器、0.9%氯化钠注射液，如图8.8.1。

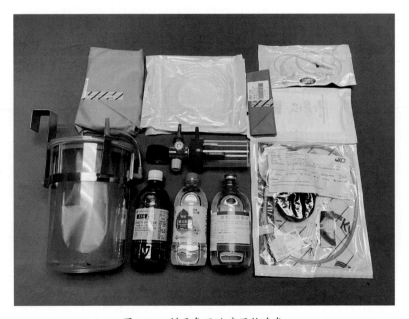

图8.8.1　创面负压治疗用物准备

四、操作程序

1．评估

（1）患者的病情、意识、合作程度、心理状态。

（2）患者创面情况。

（3）负压吸引装置性能。

2．实施

（1）清洗创面，去除创面部分坏死组织，酒精清洗创面周围皮肤。

（2）根据创面大小设计、裁剪负压材料，有潜行、窦道的创面应予负压材料填塞后，再覆盖负压材料、粘贴半透膜及吸盘。

（3）将中心负压装置连接好，再将中心负压与负压材料管道连接。

（4）调节负压源，一般压力调节为-80～-60mmHg（-10.6kPa～-8.0kPa）。

（5）以创面敷料塌陷、收缩变硬、管形存在，薄膜下无液体积聚，有液体引流出说明负压引流通畅有效。

（6）观察创面敷料有无漏气，引流液颜色、性状、量，肢端感觉、血运、活动情况及疼痛感。

（7）必要时用0.9%氯化钠注射液冲洗引流管。

五、关键环节

（1）严格无菌操作，避免医源性感染。

（2）做好管道标识，并妥善固定引流管，确保管道通畅，勿牵拉、压迫、折叠，保持密闭性，勿随意调节压力表。

（3）严重污染、水肿创面起始治疗时、使用面积较大或者客观原因导致创面封闭不严密时，使用较高的负压值。小儿负压值不宜超过-10.6kPa。

（4）避免尖锐物体如针头、指甲等刺破半透膜导致创面负压漏气。

（5）负压瓶的位置要低于创面，有利于引流。

（6）每天更换引流袋及连接管，若引流量占引流瓶的2/3时则立即更换引流瓶，更换前先使用止血钳夹闭连接管，关闭负压源，再更换引流袋，等负压达到预设压力时再打开止血钳。

（7）术后第2天指导患者进行患肢肌肉收缩运动以及不影响病情的远端关节活动。

（8）异常情况的处理。

出血：如有较多新鲜血液被吸出，应考虑创面是否有活动性出血，报告医生，将负压值调小，观察是否继续出血，若继续出血立即关闭负压，协助医生做好相应处理。

漏气：最常见的漏气部位为底盘封闭处、三通接头连接处、皮肤皱褶处、创面边缘有大量液体渗出而负压作用未达到处、薄膜粘贴无序导致的漏贴空白处；出现漏气时首先查找漏气部位，再重新封闭。

堵塞：最常见的堵塞物是血凝块和渗出物凝块，堵塞时间为术后2h到术后2天，堵塞部位以三通接头附近最多；堵塞时以20mL注射器抽吸，或关闭负压后缓慢注射0.9%氯化钠注射液浸泡堵塞物，待堵塞物变软后，重新接通负压源，如有需要可多次操作甚至可更换负压敷料。

（谢肖霞）

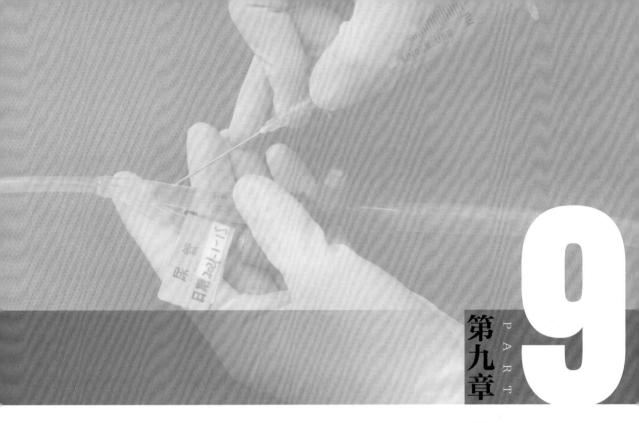

9

第九章

烧伤感染相关护理技术

第一节　烧伤感染护理评估技术

烧伤感染指烧伤患者由于体表、体内防御屏障的破坏，机体免疫功能下降，广泛坏死组织的存在和体外、体内菌群的侵袭，各种有创检查和治疗等引起的全身感染。常见细菌为金黄色葡萄球菌、鲍曼不动杆菌、假单胞铜绿杆菌、溶血性链球菌及其他肠道阴性杆菌。严重烧伤还可能出现毒菌、厌氧菌感染和病毒感染。

一、操作程序

1. 实施

（1）测量生命体征。

（2）观察患者意识。

（3）创面观察。

（4）实验室检查：白细胞、中性粒细胞、降钙素原、尿常规、痰培养、血培养、尿培养、创面培养、导管培养等。

（5）辅助检查：胸部X光检查、腹部B超等。

二、关键环节

（1）体温＞39℃或＜36℃，排除手术、麻醉后低体温。

（2）静息状态下，成人心率大于130次/min，儿童心率大于正常值的两个标准差。

（3）静息状态下，呼吸频率增加，未进行机械通气时，成人呼吸频率大于28次/min，儿童呼吸频率大于正常值的两个标准差。

（4）意识改变，大多数患者开始兴奋，呈现烦躁、谵妄、呓语、幻觉、躁动等，之后转入抑制，呈现定向障碍、表情淡漠、神志恍惚、反应迟钝，最后导致昏迷。

（5）创面出现潮湿、灰暗、坏死斑及加深，分泌物增多、有异味、出现脓液，创缘红肿，创面出血点，焦痂软化等明显的侵袭性感染表现。

（6）成人白细胞数量大于15×10^9/L，或者小于5×10^9/L，其中中性粒细胞百分比大于80%或未成熟粒细胞百分比大于10%。儿童外周血白细胞计数大于或小于正常值的两个标准差。血小板计数减少，成人血小板计数小于50×10^9/L，儿童血小板计数小于正常值的两个标准差。

（7）降钙素原大于$0.5 \mu g$/L，是脓毒症的标志物。

（8）血钠高于155mmol/L。血糖高于14mmol/L（无糖尿病病史）。

（9）痰培养、血培养、尿培养、创面培养、导管培养结果阳性。

（10）出现腹胀，肠鸣音减弱或消失。

（刘红芸）

第二节 机械通气口腔护理技术

机械通气患者常并发呼吸机相关性肺炎，延长患者脱机时间，如不采取积极有效的治疗，则影响患者的预后。相关研究表明，口腔卫生状况与呼吸机相关性肺炎的发生有着直接关系，有效的口腔护理能清除口腔分泌物，促进口腔卫生，达到减少牙菌斑及口咽部细菌定值的效果，降低口腔溃疡、VAP的发生率，降低患者的病死率。

一、用物准备

负压吸引装置、吸痰用物、3M胶布、扁带、10mL注射器、气囊测压表、治疗碗（按需备棉球/负压吸引式牙刷、止血钳2把）、压舌板、手电筒、无菌弯盘、无菌治疗巾、液状石蜡或润唇膏、无菌棉签、纸巾或小毛巾（必要时备开口器、舌钳，视病情或按医嘱备漱口液）、牙垫。

二、操作程序

1. 评估

（1）患者病情、年龄、自理能力、合作程度、吞咽功能。

（2）口腔情况（有无手术史，口唇、口腔黏膜、牙龈、舌、腭有无出血、溃疡、感染等，口腔有无异味，牙齿数量，有无义齿）。

（3）气管插管的位置及刻度，气管插管及气管套管的固定情况。

（4）患者痰液情况、痰培养结果。

2. 实施

（1）协助患者取仰卧或半坐卧位，头偏向一侧，吸净气管内和口鼻腔内的分泌物。

（2）检查气囊压力，保持在25～30cmH$_2$O。

（3）颌下铺巾，置弯盘于口角旁，另一个人固定气管插管（经口气管插管患者解开扁带，取出牙垫）。

（4）清点棉球，负压吸引牙刷连接负压吸引器（冲洗式）。

（5）湿润口唇，取下活动义齿，手持压舌板撑开颊部。

（6）清洗牙齿：依次从上下齿外侧到内侧；咬合面由里向外，先左后右，先上后下，纵向擦洗；弧形擦洗颊部；舌面；硬腭；舌下。经口气管插管患者，将气管插管移向近侧，清洁对侧，后将插管移至对侧，清洁近侧；用棉球依次擦洗牙齿、口腔黏膜、舌部，如图9.2.1；擦洗气管导管。

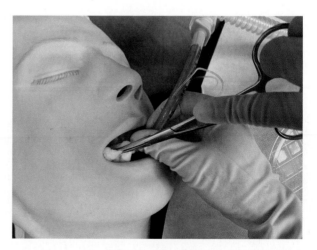

图9.2.1　清洗牙齿

（7）使用负压吸引牙刷方法：用负压吸引牙刷蘸护理液刷牙，顺序为牙齿、咬合面牙龈、舌面、硬腭、颊部、导管，从对侧至近侧（牙刷和牙齿呈45°，上下轻刷，每次刷牙2～3min）。刷完用20mL注射器吸温开水冲洗口腔，负压式吸引牙刷可直接边刷牙边吸引。

（8）擦干口唇，检查气管插管刻度及固定情况（经口气管插管患者清洁面部，放置牙垫，固定气管插管，必要时更换扁带或胶布）。

（9）清点棉球。

（10）再次评估口腔状况（口腔疾患患者按医嘱用药），润唇。

（11）协助患者取舒适体位。

（12）整理用物、垃圾分类处理。

三、关键环节

（1）气管插管患者口腔护理需双人操作。

（2）气囊压力保持在25~30cmH$_2$O，防止口腔护理液流入气道，预防误吸。

（3）操作时动作轻柔，避免将止血钳或棉签的尖部直接与患者的口腔黏膜接触，经鼻气管插管注意血管钳不要钩到气管插管，擦舌部和软腭时不要触及咽喉部，以免引起恶心。

（4）正确使用开口器，应从臼齿处放入，牙关紧闭者不可使用暴力使其张口。

（5）取出及放入牙垫时不要触及口腔黏膜及牙龈，避免损伤，引起出血。

（6）棉球不可以过湿，每次1个棉球，须夹紧，擦洗前后清点棉球数目。

（7）口腔溃疡疼痛明显者，护理前予0.5%~1%的利多卡因表面麻醉，口腔护理后可使用相关外用药物局部喷敷或涂擦治疗。

（8）冲洗式口腔护理时冲水速度要慢，尽量予负压吸引保持平衡，防止冲洗液残留在口腔引起误吸。

（9）如患者出现误吸或窒息，迅速清除吸入的异物，必要时通知医生。

（刘红芸）

第三节 留置尿管会阴护理技术

留置尿管是患者中常见的护理操作，留置尿管引流尿液，保持会阴部清洁、干燥，预防压疮，对尿失禁患者还可进行膀胱功能的训练。会阴部靠近尿道以及肛门，比较潮湿，烧伤后易被大小便污染，容易发生感染，特殊的解剖特点，护理尤其重要。

一、用物准备

一次性会阴抹洗包、中单及橡胶单、检查手套、免洗手消毒凝胶、屏风（必要时）。

二、操作程序

1．评估

（1）患者病情、意识、心理状况和合作能力。

（2）会阴部情况：有无异味、分泌物，皮肤黏膜有无破损、肿胀、炎症和切口等。

（3）尿管情况。

2．实施

（1）协助患者取仰卧屈膝位，垫中单及橡胶单于患者臀下，脱对侧裤腿盖于近侧腿部，两腿分开，充分暴露会阴，并注意保护隐私及保暖。

（2）打开一次性会阴抹洗包，戴手套。

（3）会阴抹洗顺序：

女患者依次由阴阜、大阴唇外侧、大阴唇、大阴唇与小阴唇间沟、小阴唇、尿道口、尿道口近端的导尿管2～3cm、尿道口至肛门。

男患者依次由阴阜、阴茎背侧、阴茎两侧、左手持纱布裹住阴茎消毒阴茎腹侧、阴囊、尿道口、龟头、冠状沟至尿道口近端的导尿管2～3cm。

（4）撤除用物，脱手套，协助患者穿裤子、取舒适体位。

三、关键环节

（1）会阴抹洗原则：由外向内，由上而下、每个棉球只用1次。

（2）会阴抹洗过程中要观察尿道口有无分泌物、分泌物的颜色、有无异味，异常时记录，并报告医生。

（3）将尿管周围污垢（血渍）或分泌物等抹洗干净。

（4）留置尿管者避免牵拉、扭曲、折叠尿管，保持引流通畅。

（5）为多名患者进行会阴抹洗时，先护理无感染患者，后护理感染患者。为每个患者会阴抹洗前后要进行手消毒。

（刘红芸）

第四节　经烧伤创面中心动/静脉导管的维护技术

中心动/静脉导管是指为输入液体、药物、营养和监测中心静脉压、有创动脉血压，在中心动/静脉置入的导管。为了减少感染和易于管道固定，一般不在有创面的皮肤进行穿刺置管，但在大面积烧伤、皮肤疾患或正常皮肤表面不能成功穿刺置管时，只能选择在创面进行动/静脉置管。为了保持有效留置时间，防止并发症的发生，需要定期对导管进行维护。

一、用物准备

换药包、外科手套、无菌治疗巾、消毒液、免洗手消毒凝胶，如图9.4.1。

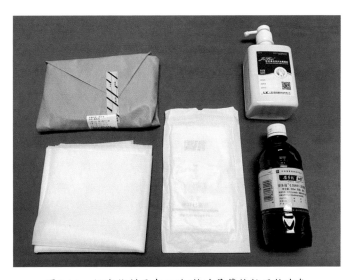

图9.4.1　经烧伤创面中心动/静脉导管维护用物准备

二、操作程序

1．评估

（1）患者病情、意识、合作程度、心理状态。

（2）导管的位置、外露长度、固定情况及管道通畅性。

（3）穿刺点及周围创面情况。

（4）患者及家属对管道防护知识的了解程度。

2．实施

（1）协助患者取仰卧位，暴露穿刺口。

（2）戴外科手套。

（3）每天3次使用消毒棉球从穿刺口由内向外顺时针、逆时针、顺时针消毒皮肤，消毒范围15cm×15cm。

（4）消毒导管及固定翼。

（5）待干。

（6）穿刺点予充分暴露，周围创面视情况使用合适药物。

（7）标识清晰：有高危管道标识，注明置管日期、管道置入/外露长度。

（8）协助患者取舒适卧位。

（9）宣教：告知保持管道通畅、局部清洁的注意事项和意外脱管的紧急处理方法。

（10）分类整理用物。

三、关键环节

（1）穿刺管固定缝线脱落要告知医生重新固定。

（2）消毒皮肤时使用摩擦力持续15s以上。

（3）保持穿刺部位局部清洁、干燥的方法。

（4）穿刺点如不采取暴露方法，可使用新型敷料进行覆盖，消毒面积大于敷料面积。

（梁冬梅）

第五节 创面培养标本采集技术

烧伤创面存在大量腐败、坏死组织，创面感染是烧伤患者死亡的主要原因，也是少数创面抗感染的常见并发症。因此对烧伤创面进行细菌培养及药物敏感试验，明确感染的病原菌种类和其生物学特征，是临床诊断和药物治疗的重要依据。检验结果的敏感性、准确性和可靠性具有重要意义，因此规范标本采集、送检，确保检测结果的准确性。

一、用物准备

无菌试管、无菌棉签、无菌方纱、外科手套、0.9%氯化钠注射液，如图9.5.1。

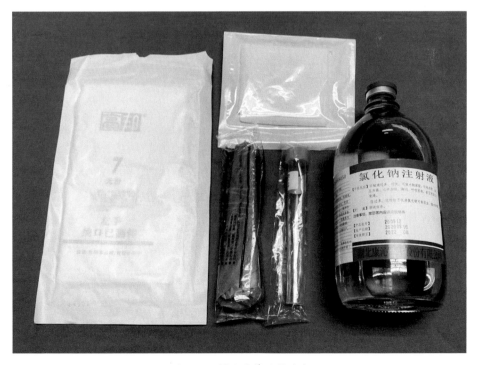

图9.5.1 创面培养用物准备

二、操作程序

1．评估

（1）患者病情、生命体征、意识、合作程度、心理状态。

（2）患者创面的情况。

（3）抗生素使用情况。

2．实施

（1）先用0.9%氯化钠注射液冲洗创面。

（2）用无菌方纱吸干伤口床。

（3）从伤口床中心区域，看上去最健康的部位进行采样，如图9.5.2。用无菌棉签头在1cm²的伤口床表面进行旋转，并施加足够的压力使组织内液溢出。

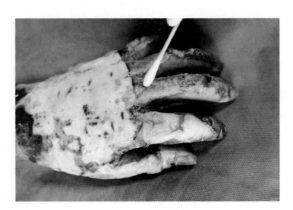

图9.5.2　采集标本

（4）将棉签放入无菌试管中。

（5）要对采集的标本注明解剖学位置。

（6）标本采集后立即送检，室温下保存时间不得超过2h（夏季应适当缩短），4℃冷藏保存不得超过8h。

三、关键环节

（1）采样过程严格遵守无菌技术操作原则。

（2）临床采样指征：当患者出现发热、创面恶化时，考虑采样。

（3）尽可能在使用抗生素前采集标本，或在抗生素停药3天后留取。

（4）不要对渗液、脓液、焦痂或纤维组织进行采样。脓性分泌物为白细胞吞噬病原微生物后的产物，没有供给细胞繁殖的营养物质，一般无法检出病原微生物，建议在清创后留取标本。

（5）干燥的创面，用0.9%氯化钠注射液浸湿棉签头，进行采样。

（6）应该采用0.9%氯化钠注射液充分冲洗，避免使用消毒液擦拭伤口表面。

（周梅香）

第六节 血培养标本采集技术

血培养标本采集是指采集血液感染（或疑似感染）患者静脉血并送检验室进行培养的过程。

一、适应证

患者出现以下一种或同时具备几种临床表现时可作为血培养的重要指征：

（1）发热（≥38 ℃）或低温（≤36 ℃），以间歇弛张型多见，革兰阴性杆菌，如大肠埃希菌引起的感染可见双峰热。

（2）寒战。

（3）白细胞增多（>10.0×10^9/ L，特别是有"核左移"时）、粒细胞减少（<1.0×10^9/L）、血小板减少。

（4）皮肤、黏膜出血，常见于溶血性链球菌感染的菌血症，伤寒患者第4～10天可出现玫瑰疹，斑疹伤寒第4～6天可出现暗红色斑丘血疹。

（5）昏迷，多器官衰竭。

（6）血压降低，呼吸加快（R>20次/min或$PaCO_2$<32mmHg），肝脾肿大，关节疼痛，C反应蛋白、内毒素、降钙素原升高等。对新生儿可疑菌血症，还应同时做尿液和脑脊液培养。老年菌血症患者可能不发热或体温不低，如伴有身体不适、肌痛或卒中，可能是感染性心内膜炎的重要指征。

二、用物准备

成人血培养瓶2套（1个需氧瓶和1个厌氧瓶为1套）、儿童需氧瓶2个、注射器/采血针、止血带、无菌棉签、安尔碘皮肤消毒剂、无菌手套、医用输液贴，如图9.6.1。

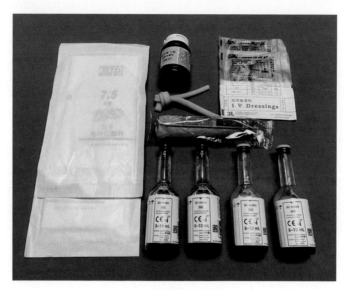

图9.6.1　血培养用物准备

三、操作程序

1．评估

（1）患者病情、意识、生命体征、合作程度、心理状况、抗生素使用情况。

（2）肢体活动和静脉情况。

（3）穿刺部位皮肤情况。

（4）采血时机。

2．实施

（1）选择合适的静脉和穿刺点：浅表静脉采血时多采用肘静脉。

（2）以穿刺点为中心，用安尔碘皮肤消毒剂由内向外环状消毒2遍，待干2min，消毒范围直径大于5cm。

（3）培养瓶消毒：去除血培养瓶口的保护帽，用安尔碘消毒培养瓶橡胶塞，消毒2遍，待干1min。

（4）采血：在穿刺点上方约6cm处系止血带，戴无菌手套后用采血针头按静脉穿刺法穿刺血管，见回血后用胶布固定针翼，接血培养瓶，先注入需氧瓶，当针头出血速度变慢（由线状变为点滴状）时，更换厌氧瓶（因为采血管内有空气，避免采血管内空气注入厌氧瓶），采完1套血培养后嘱患者松拳，迅速拔出针头，用棉球按压穿刺点5min。

（5）采集第2套时应选择对侧肢体静脉采集血标本。

（6）标本采集后应立即送检，最好在2h内。如不能及时送检，宜置室温环境，不超12h。

四、关键环节

（1）采血过程中，严格执行无菌技术操作，防止污染。

（2）不建议采集动脉血，其诊断价值不高，且增加了抽血污染的机会。

（3）尽量避免从静脉留置导管采血培养，因其常伴有高污染率，除非怀疑有导管相关的血流感染。

（4）对于新生儿在体重和总血容量允许的情况下，尽量采集2套血培养（一般只需采集儿童需养瓶，如有可疑厌氧菌感染的临床指征，则需要采集厌氧血培养）。在新生儿体重和总血容量不允许的情况下，可采集1瓶儿童需氧瓶。

（5）正确把握采血时机。一旦怀疑有血液感染，应立即做血培养。宜在应用抗生素药物之前或停用抗生素药物24h后。细菌通常在寒战和发烧前1h入血，此时为采集血培养标本进行病原菌培养的最佳时机。

（6）采血量：成人每瓶采血8~10mL（按厂家说明），婴幼儿患者推荐的采血量应少于患儿总血容量的1%，每瓶采血不少于2mL。如果采血量不足，应优先将血液注入需氧瓶，剩余血液注入厌氧瓶。因为大部分需氧菌、兼性厌氧菌、酵母菌可以在需氧瓶中生长。

（7）使用注射器采血后，应排尽针头内空气，直接注入培养瓶，勿换针头，先注入厌氧培养瓶，然后注入需氧培养瓶，轻轻混匀以防血液凝固。

（8）1个静脉采血点只能采集1套血培养，采集第2套时应选择对侧肢体静脉穿刺。推荐同时或短时间间隔（10min内）从不同部位（如双臂）采集2~3套血培养标本。研究表明，只做1套血培养，病原菌的检出率仅为65%，2套血培养为80%，3套血培养为96%。单瓶或单套血培养不仅检出率不高，而且难以区分污染导致的假阳性，结果很难做出临床解释。

（9）在采集血培养后的2~5天内，不需要重复采集血培养。只有在疑似感染性心内膜炎或导管相关性感染患者的连续性菌血症时在不同时间点采血才有必要。婴幼儿患者，需要同时采集2次（不同部位）血培养标本。

（10）怀疑导管相关血流感染，分为保留导管和不保留导管两种情况。①保留导管：分别从非置管侧肢体的外周静脉和导管内各采取1套血培养标本，在培养瓶上标注采集部位，经导管采血时必须用75%酒精纱块或75%酒精棉片用力擦拭导管连接口15s。②不保留导管：在外周静脉（双瓶双侧）采集2套血培养标本。同时，通过无菌操作剪取已拔出的导管尖端5cm，送检导管培养。

（11）血培养瓶在放入培养箱前，不应暂存于冰箱内。

（李天尹）

第七节　尿培养标本采集技术

尿培养标本采集是指用无菌导尿术经导尿管、耻骨上穿刺等方法而采集到中段尿液标本并送检的过程，是诊断尿路感染的"金标准"。

一、适应证

（1）有典型的尿路感染症状。

（2）肉眼脓尿或血尿。

（3）尿常规检查表现为白细胞或亚硝酸盐阳性。

（4）不明原因的发热，无其他局部症状。

（5）留置导尿管的患者出现发热。

（6）膀胱排空功能受损。

（7）泌尿系统疾病手术前。

二、用物准备

无菌试管、外科手套、消毒棉签、安尔碘皮肤消毒剂，留置尿管者准备10mL注射器，如图9.7.1，非留置尿管者准备导尿包、护理垫、便盆。

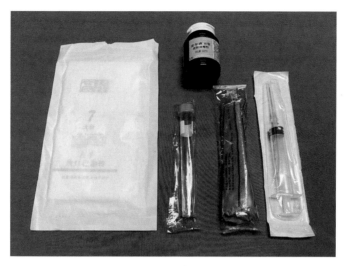

图9.7.1　尿培养用物准备

三、操作程序

1．评估

（1）患者病情、意识、合作程度、心理状态。

（2）抗生素使用情况。

（3）患者排尿情况。

2．实施

（1）非留置尿管者：可直接导尿、可自主活动患者，可先行会阴部清洁，按导尿术进行，先弃去前段尿液，用无菌试管接取中段尿10～20mL，及时送检。导尿完毕，拔除导尿管。

（2）留置尿管者：采集前先夹闭尿管半小时，采集时松管，弃前段尿液，再夹管，用安尔碘消毒尿管采集部位，采集部位如图9.7.2、图9.7.3。待干后，用20mL注射器抽取10～20mL尿液注入无菌试管，立即送检。

四、关键环节

（1）严格无菌操作，以免污染尿液。

（2）尿培养标本尽可能采集晨尿，若膀胱内尿液停留时间短（不到6h），稀释了尿中细菌，便会影响结果的准确性。

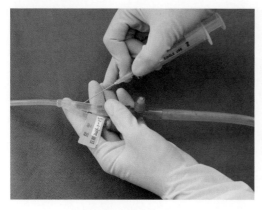

图9.7.2 采集部位一

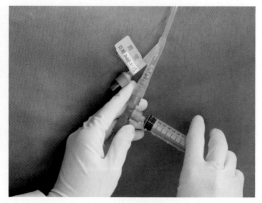

图9.7.3 采集部位二

（3）非留置尿管者，采集中段尿时，必须在膀胱充盈情况下进行。

（4）尿液内勿混入消毒液，以免产生抑菌作用出现假阴性结果。

（5）尿液收集要新鲜，标本需马上送检，室温下保存时间不得超过2h（夏季应适当缩短），4℃冷藏保存不得超过8h，否则细菌大增，出现假阳性。但应注意，淋病奈瑟球菌培养时标本不能冷藏保存。

（6）宜在使用抗生素药物前留标本做培养。

（7）不应从集尿袋中采集尿培养标本，尿液中不应加防腐剂或消毒剂，多次采集或24h尿不应用于尿液培养。

（李天尹）

第八节 痰培养标本采集技术

痰培养标本采集是指采集患者从肺或气管深部咳出或吸出的痰液并送检的过程。对于存在呼吸道感染症状的患者有必要进行痰液细菌培养来判断是否感染病原菌和分离病原菌类型，进一步药敏试验有助于分析病原菌耐药性，从而指导临床合理用药，提高抗菌药的抑菌杀菌效果。

一、适应证

（1）辅助诊断某些呼吸系统疾病，如支气管哮喘、支气管扩张症、慢性支气管炎等。

（2）确诊某些呼吸系统疾病，如肺结核、肺癌、肺吸虫病等。

（3）呼吸机相关性肺炎、药敏试验。

（4）观察疗效和预后，如痰量和性状变化等。

二、用物准备

一次性使用吸痰器、外科手套、0.9%氯化钠注射液、无菌剪刀、输液护贴，必要时备负压吸引装置，如图9.8.1。

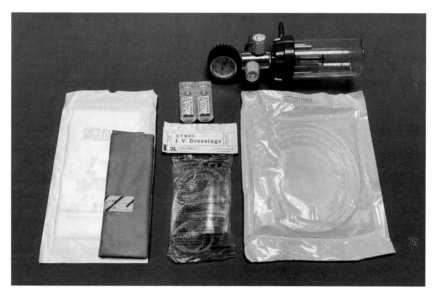

图9.8.1　痰培养用物准备

三、操作程序

1．评估

（1）患者病情、意识、生命体征、合作程度、心理状态。

（2）患者咳嗽、咳痰情况。

（3）患者用药情况。

2．实施

自然咳痰法：

（1）患者在医务人员的指示下，于清晨醒来进食前予口腔护理（有活动义齿、牙托者宜摘除后再清洁口腔），再反复用生理盐水漱口3次。

（2）数次深呼吸后用力咳出气管深处或肺部的痰液，留取第2口痰液于一次性使用吸痰器中，盖好盖子，立即送检。

吸引法：

（1）调节适宜负压，手卫生后戴外科手套。

（2）取出一次性使用吸痰器连接一次性使用吸痰机连接管。

（3）吸痰管经口腔、鼻腔或人工气道插入至适宜深度，留取痰标本（吸痰过程中勿倒置一次性使用吸痰器）。

（4）立即送检。

经纤维支气管镜采集法：

由临床医生按相应操作规程采集。采集方法：将一次性吸痰器的吸痰管与纤维支气管镜吸引孔衔接紧密，另一端与吸痰机连接管相连，进行痰液的吸引与留取，立即送检。

四、关键环节

（1）痰标本采集最佳时机为使用抗生素药物之前。

（2）以采集清晨第2口痰液为佳。

（3）普通细菌性肺炎，痰标本送检每天1次，连续2～3天。不建议24h内多次采样送检，除非痰液外观性状出现改变。怀疑分枝杆菌感染者，应连续收集3天清晨痰液送检。

（4）所留的痰标本必须是从气管深部或肺部咳出，不要混入唾液、鼻咽分泌物、食物、漱口液等。

（5）口腔有感染病灶（如伤口、溃疡）患者，取痰培养标本，应用3%过氧化氢溶液或朵贝氏液漱口，再用清水漱口，深呼吸咳出痰液置于无菌容器中送检。

（6）痰标本留取后2h内送检，否则应4℃冷藏，但放置时间不可超过24h。

（7）无痰或痰量少者可用3%～5%氯化钠注射液（10%氯化钠添加于0.9%氯化钠注射液中配制而成）雾化吸入约5min后，使气管、肺泡壁充分湿润，利于痰液排出，再按自然咳痰法留取痰标本。

（李天尹）

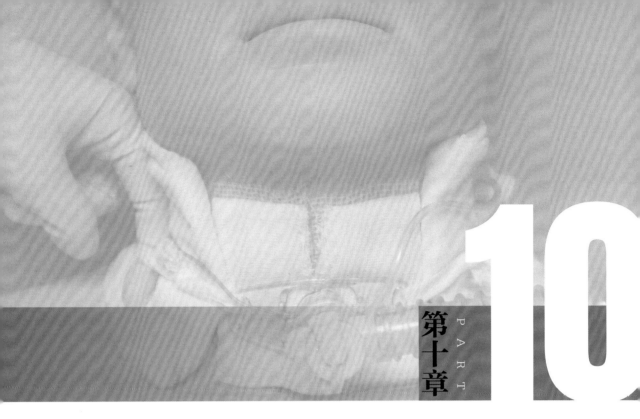

第一节　鼻胃管固定技术

　　留置胃管是一种住院患者中常见的护理操作，主要为患者提供药物治疗、检查与诊断、营养供给等。大面积烧伤引起组织破坏加速，体液、蛋白质和能量持续丢失，患者处于高代谢状态，若各种营养素得不到及时合理的补充，会导致创面愈合迟缓，降低机体抵抗能力，使感染和各种并发症难以控制，对治疗极为不利。肠内营养方便、经济、安全，是烧伤患者营养支持的首选途径。而大部分大面积烧伤患者因头面部烧伤、创面溶解、植皮或耳郭缺损等因素，增加胃管固定的难度。有效地固定烧伤患者的胃管，预防胃管非计划性拔管，是有效行肠内营养支持的重要手段。

一、用物准备

　　扁带或3M胶布（成人）、棉绳（小儿）、剪刀，如图10.1.1。

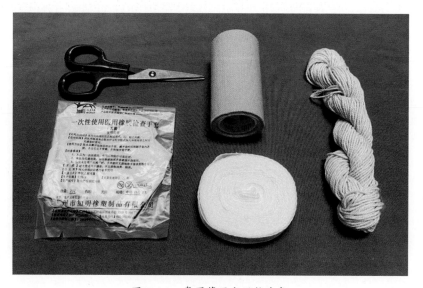

图10.1.1　鼻胃管固定用物准备

二、操作程序

1. 评估

（1）患者的病情、营养状况、意识状态、合作能力。

（2）患者鼻腔情况：有无鼻中隔偏曲、鼻腔炎症、阻塞、脑脊液鼻漏或其他不宜插管的情况。

（3）头面部烧伤创面情况。

（4）有无耳郭缺损。

2. 实施

面部无创面患者：

（1）选取4cm×4cm的3M胶布剪成工字形，如图10.1.2。

（2）工字胶布上部贴于鼻部，下部螺旋粘贴于鼻胃管，再采用高举平台法将胃管固定于面颊，如图10.1.3。

面部有创面患者（成人）：

（1）根据患者头部大小选择合适长度的扁带。

（2）将扁带一长一短对折。

（3）在胃管置入刻度处打一双套结，如图10.1.4。

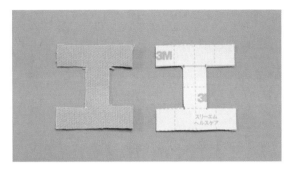

图10.1.2　工字形胶布剪裁

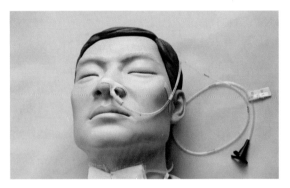

图10.1.3　面部无创面鼻胃管固定

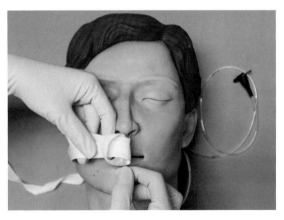

图10.1.4　双套结

（4）拉紧套结，将长端绕过耳郭上方经枕部在对侧耳后方与短端打结，松紧以容纳1指为宜，如图10.1.5。

面部有创面患者（小儿）：

（1）根据患儿头部大小选择合适长度的棉绳。

（2）将棉绳一长一短对折。

（3）在胃管置入刻度处打一双套结，再打一死结。

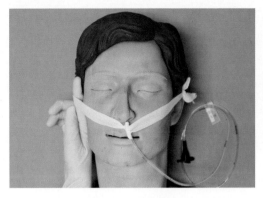

图10.1.5　扁带固定

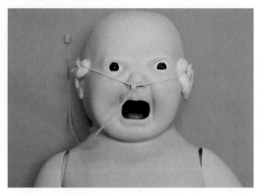

图10.1.6　小儿胃管固定

（4）拉紧套结，将长端绕过耳郭上方经枕部在对侧耳后方与短端打结，松紧以容纳1指为宜。

（5）小儿皮肤较细腻，棉绳较细，易勒伤皮肤，故在两边脸颊、耳后的棉绳下放少量棉球，防止勒伤，如图10.1.6。棉球常规每天更换1次，如被浸湿、有污垢及时更换。

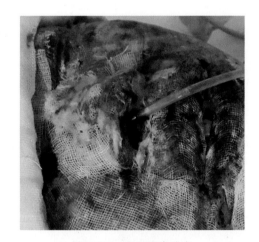

图10.1.7　使用缝线缝合

三、关键环节

（1）患者头面部创面溶痂或植皮术后，使用缝线缠绕胃管后缝合于鼻黏膜，必要时使用皮钉将胃管固定于鼻腔内，如图10.1.7。

（2）患者耳朵有缺损时，用无菌纱块覆盖在缺损处，再用扁带固定。

（3）使用翻身床俯卧位时，注意检查胃管扁带的松紧度，防止因重力作用导致胃管脱出。

（4）随时检查扁带松紧度，特别是头面部肿胀、肿胀消退、头部取皮患者拆开外敷料时，及时调整胃管扁带松紧度，防止医疗器械压力性损伤或管道松脱。

（胡蓉丽　陈丽映）

第二节 尿管固定技术

留置导尿术是临床上常见的护理操作之一，是抢救危重患者时正确记录每小时尿量、解除尿潴留、保持会阴部清洁干燥、促进切口愈合、促使膀胱功能恢复的重要手段，在诊断、治疗危重患者中起着重要的作用。尿量监测是大面积烧伤患者早期液体复苏的重要观察指标，会阴部烧伤患者留置尿管还可以避免尿液污染伤口。临床上常因患者躁动不安或腿部活动幅度过大时发生尿管非计划性拔管，甚至合并尿道损伤、出血等并发症，导致护理不良事件的发生，妥善、牢固固定尿管不仅能使患者舒适，减少护理工作量，也有利于预防非计划性拔管的发生。

一、用物准备

3M胶布、扁带、剪刀、灼伤纱、扣针（必要时）检查手套，如图10.2.1。

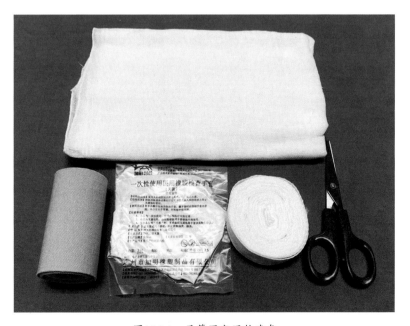

图10.2.1 尿管固定用物准备

二、操作程序

1．评估

（1）患者的病情、意识、生命体征、合作程度、心理状态。

（2）双大腿皮肤情况。

2．实施

正常皮肤：

（1）将5cm×5cm的3M胶布对折，剪两个孔，扁带剪裁长约10cm，如图10.2.2。

（2）将扁带从上往下依次穿过3M胶布的两个孔，如图10.2.3。

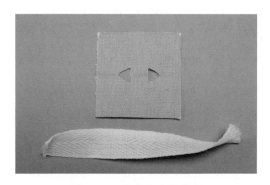

图10.2.2　胶布及扁带剪裁

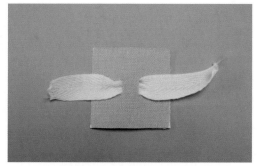

图10.2.3　扁带穿过3M胶布

（3）使用无张力粘贴法，将3M胶布粘贴于正常大腿皮肤上侧或外侧，如图10.2.4。

（4）将扁带绑在尿管分叉处下连接尿袋端，如图10.2.5，固定好尿管。

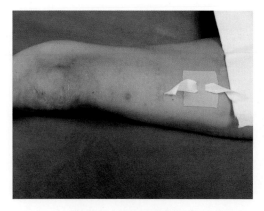

图10.2.4　无张力粘贴胶布

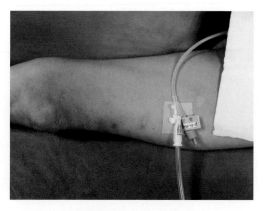

图10.2.5　固定尿管

包扎创面：

（1）5cm×1cm的3M胶布粘贴在尿管分叉处，下连接尿袋端。

（2）用扣针穿过胶布，将尿管固定于大腿上侧敷料处即可，如图10.2.6。

暴露创面：

（1）根据患者腿围，准备1条长短合适的扁带。

（2）扁带在尿管分叉处下连接尿袋端打一双套结。

（3）将扁带沿大腿系于外侧面，打结固定，如图10.2.7，松紧度以1指为宜。

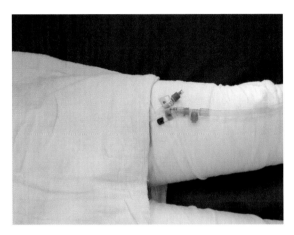
图10.2.6 包扎创面尿管固定

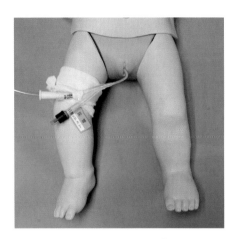
图10.2.7 暴露创面尿管固定

三、关键环节

（1）避免内侧固定尿管，以免污染尿管。

（2）尽量避免与股静/动脉导管固定在同一侧。

（3）避免在尿管气囊端固定，由于患者肢体活动，连接尿袋端拉扯导致皮肤弹性差的患者出现皮肤损伤。

（4）固定时留有一定的长度，避免牵拉尿管导致尿道及膀胱黏膜损伤。

（5）暴露创面的患者，在尿管分叉处下用无菌纱块覆盖创面，防止尿管与尿袋接口处污染及发生医疗器械压力性损伤。

（6）正常皮肤者注意观察局部皮肤是否完整、清洁，有无过敏，及时处理。

（7）观察胶布是否潮湿、翻边、松脱，及时更换。

（8）换药、手术、浸浴后及时固定好尿管。

（胡蓉丽 陈丽映）

第三节 气管插管固定技术

气管插管是抢救危重患者生命、降低病死率的重要手段。而气管插管治疗的基础是妥善固定导管，插管后如果导管固定不妥可导致导管移位、意外脱管或使其滑入单侧支气管，影响患者呼吸功能的恢复，严重者可危及患者生命。

一、用物准备

3M胶布、普通胶布、扁带、剪刀、牙垫、无菌方纱、检查手套，如图10.3.1。

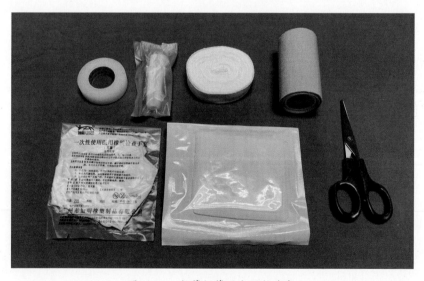

图10.3.1 气管插管固定用物准备

二、操作程序

1. 评估

（1）患者病情、意识、生命体征、合作程度及心理状态。

（2）患者头面部皮肤情况。

（3）气囊压力、外露刻度。

2．实施

经口气管插管（正常皮肤）：

（1）将3M胶布剪成工字形2条，胶布的长边长约15cm，宽约2cm，短边长8～10cm，宽约1cm，如图10.3.2。

（2）当气管插管置入后，将牙垫置于患者上下门齿间。

（3）用普通胶布将气管插管单独粘贴一圈，如图10.3.3，然后再将牙垫和气管插管粘贴数圈，如图10.3.4，确保牙垫和气管插管粘贴牢固。

（4）将两条工字形胶布的短边分别围绕牙垫与气管插管粘贴，一条工字形胶布的长边粘贴在上唇，另一条工字形胶布的长边粘贴在下唇，如图10.3.5。

经口气管插管（创面）：

（1）准备2条长度适宜的扁带。

（2）用普通胶布将气管插管单独粘贴一圈，再将牙垫和气管插管捆绑。

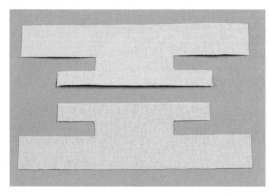

图10.3.2　经口插管工字形胶布剪裁

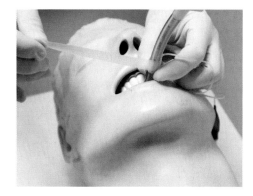

图10.3.3　胶布缠绕

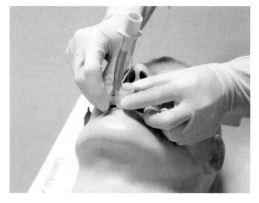

图10.3.4　固定气管插管和牙垫

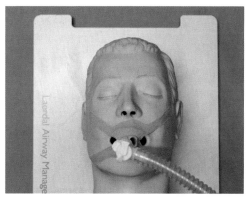

图10.3.5　胶布固定

（3）使用纱布或者泡沫敷料覆盖脸部创面。

（4）将扁带对折成一长一短，采用双套结法套住插管和牙垫，将长端绕过耳郭枕后至对侧耳垂后与短端打结。另一条扁带使用同样的方法在近侧耳垂后打结，如图10.3.6。

经鼻气管插管（正常皮肤）：

（1）将3M胶布剪成工字形1条，胶布的长边长约5cm，宽约3cm，短边长约5cm，宽约2cm，如图10.3.7。

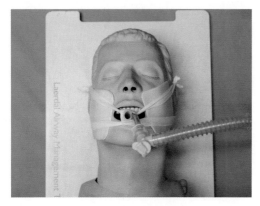

图10.3.6 双扁带固定

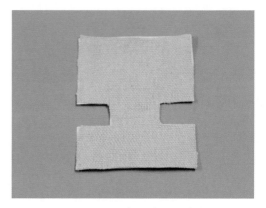

图10.3.7 经鼻插管胶布剪裁

（2）工字形胶布长边粘于鼻尖，短边绕着气管插管粘贴。

（3）将扁带对折成一长一短，采用双套结套住气管插管，将长端绕过耳郭枕后至对侧耳垂后与短端打结，如图10.3.8。

经鼻气管插管（创面）：

（1）准备2条长度适宜的扁带。

（2）使用纱布或者泡沫敷料覆盖脸部创面。

（3）将扁带对折成一长一短，采用双套结法套住插管，将长端绕过耳郭枕后至对侧耳垂后与短端打结。另一条扁带使用同样的方法在近侧耳垂后打结，如图10.3.9。

三、关键环节

（1）对于烦躁或意识不清的患者，做好镇静、镇痛。

（2）气囊压力范围在25～30cmH$_2$O。

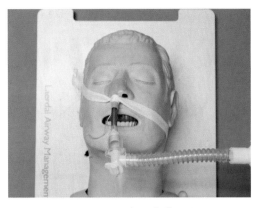

图10.3.8 胶布及扁带固定

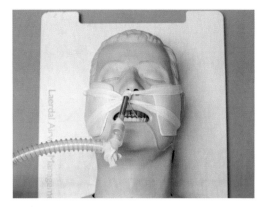

图10.3.9 双扁带固定

（3）定时查看并每班交接气管插管外露刻度。

（4）牙垫放置时应置于舌体上方，防止舌体堵塞牙垫，造成舌部损伤。

（5）胶布与颜面部贴合时应无张力粘贴，勿将其拉长。

（6）保持患者面部清洁干燥，以保证胶布的黏性，每天更换胶布及扁带。如胶布松动、污染，应及时更换，防止意外脱管。

（7）扁带下方的皮肤或耳郭应使用纱布或者泡沫敷料保护，防止磨伤皮肤。

（8）扁带固定不宜过紧，以防管腔变形。

（林晓明 陈丽映）

第四节 气管切开套管固定技术

气管切开术是建立人工气道的一种急救方法，而气管套管是气道开放患者呼吸道管理的直接通道。气管切开套管滑脱是气管切开术后的严重并发症，易引起患者呼吸道损伤、重新插管增加院内感染风险、脑部不可逆损伤、气道梗阻，甚至死亡，而导致气管切开套管滑脱的主要原因之一是固定不牢固。

一、用物准备

无菌剪刀、止血钳、灼伤纱、扁带、检查手套，如图10.4.1。

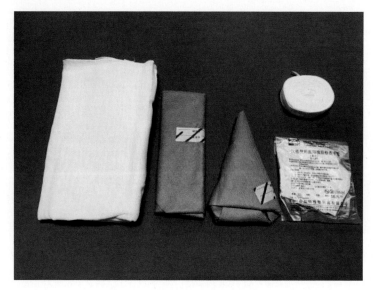

图10.4.1 气管切开套管固定用物准备

二、操作程序

1．评估

（1）患者病情、意识、合作能力。

（2）患者颈部皮肤情况。

（3）患者痰液情况。

（4）气囊压力。

2．实施

（1）清除患者呼吸道分泌物。

（2）根据患者颈部皮肤情况选择合适的敷料。

（3）将敷料放在约5cm宽的两层灼伤纱上，并准备一长一短的扁带，如图10.4.2。

（4）一名操作者固定气管套管，另一名操作者用止血钳将一长一短两条扁带分别在气管套管两侧固定翼打死结，如图10.4.3。

（5）将准备好的敷料绕颈部放置。

（6）长扁带在灼伤纱外绕过颈部，并在对侧与短扁带打成死结，并固定，松紧以容纳1指为宜，如图10.4.4。

（7）颈部无伤口患者可直接选用灼伤纱垫于患者颈后，方法同上。

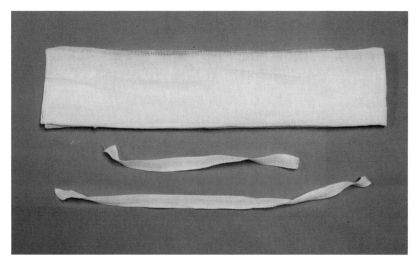

图10.4.2　固定带及敷料准备

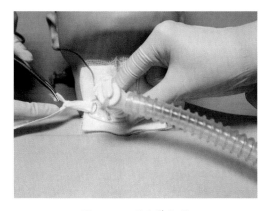

图10.4.3　固定带打结

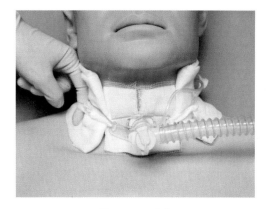

图10.4.4　固定

三、关键环节

（1）注意必须双人操作，一人固定气管套管，防止气管套管脱出，另一人更换扁带及颈部灼伤纱。

（2）注意观察患者的呼吸、血氧饱和度、痰液颜色、性质和量、气管切开伤口情况、套管是否通畅。

（3）松紧以容纳1指为宜，太紧会使颈部受压，太松则套管易滑出，对于颈部水肿、肿胀消退患者，应及时调整系带的松紧度。

（4）扁带不能直接绑在创面上，应与敷料相隔。

（5）注意动作轻柔，尽量避免对患者造成刺激而出现剧烈咳嗽、咳痰。

（林晓明　陈丽映）

第五节　俯卧位螺旋接头固定技术

机械通气使用翻身床俯卧位治疗的患者，随着俯卧位时间的延长，口鼻咽、气管套管的分泌物逐渐增多，结合拍背，促进痰液排出，在排痰的过程中会引起患者咳嗽咳痰，并且由于重力的作用，螺旋接头易松脱，因此需要加强螺旋接头与气管套管的固定，防止脱出，保证患者的有效通气。

一、用物准备

止血钳、橡皮圈、检查手套，如图10.5.1。

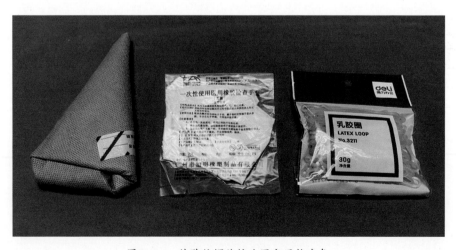

图10.5.1　俯卧位螺旋接头固定用物准备

二、操作程序

1. 评估

（1）患者病情、意识、合作能力。

（2）患者气道分泌物情况。

（3）气囊压力。

（4）患者气管套管固定带松紧情况。

2．实施

（1）清除气道内分泌物，必要时给予2min纯氧吸入。

（2）使用止血钳将橡皮筋穿过气管套管固定翼的侧孔并打一双套结，如图
10.5.2。

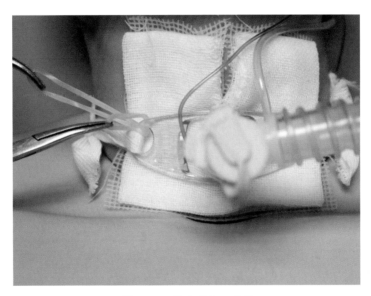

图10.5.2　橡皮筋打双套结

（3）将橡皮筋另一端扣在螺旋接头上进行固定，如图10.5.3、图10.5.4，防止因
患者呛咳或重力作用导致螺旋接头脱出。

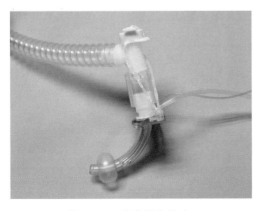

图10.5.3　固定螺旋接头1

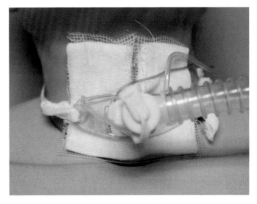

图10.5.4　固定螺旋接头2

三、关键环节

（1）俯卧位时将呼吸回路从翻身床的床片上方穿过与气管套管相连接，将呼吸回路固定在支架上。

（2）患者俯卧位时，应加强巡视，多与患者沟通，询问患者有无不适。

（林晓明　陈丽映）

第六节　静/动脉导管固定技术

静/动脉导管固定技术是为了确保血管通路装置的稳定和安全，防止并发症的发生和导管意外脱落。常规静/动脉导管由透明薄膜敷贴固定或由缝线固定加透明薄膜敷贴固定。但由于大面积烧伤患者存在大面积皮肤缺损，穿刺点周围皮肤多为创面，皮肤损伤严重，透明薄膜敷贴易与创面粘连，不透气，不利于创面的愈合，而且时间长易感染。因此，烧伤患者的静/动脉导管固定尤为重要。

✚ 外周静脉导管固定（穿刺点外周为创面）

一、用物准备

3M透明薄膜敷贴、胶布、无菌方纱、无菌剪刀、绷带、消毒棉签、免洗手消毒凝胶、弹力套、检查手套，如图10.6.1。

二、操作程序

1. 评估
（1）患者病情、意识、合作程度。
（2）患者周围皮肤情况。

2. 实施

（1）从无菌方纱整边的中间，剪裁一条小口，如图10.6.2。

（2）静脉留置针穿刺成功后，将剪裁好的无菌方纱置于留置针下方。

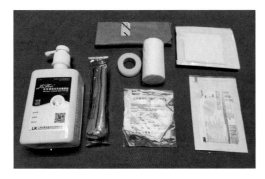

图10.6.1　外周静脉导管固定用物准备

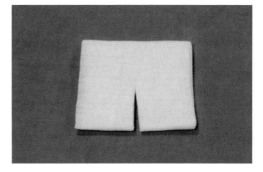

图10.6.2　方纱剪裁

（3）胶布固定透明三通与无菌方纱，如图10.6.3。

（4）3M透明薄膜敷料覆盖穿刺点及无菌方纱，如图10.6.4。

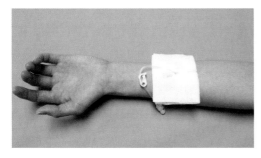

图10.6.3　方纱放置并固定

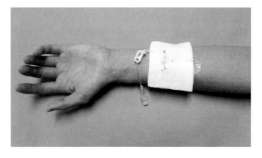

图10.6.4　透明敷料覆盖

（5）无菌方纱覆盖在第一块无菌方纱上方，如图10.6.5。

（6）将绷带缠绕无菌方纱固定。

（7）将延长管放置于无菌纱布上，胶布固定延长管，如图10.6.6。

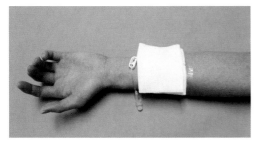

图10.6.5　外层方纱覆盖

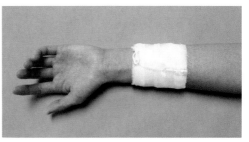

图10.6.6　绷带固定

三、关键环节

（1）延长管呈U形固定。

（2）肝素帽高于导管尖端，高举平台法固定。

（3）夹子靠近穿刺点。

（4）覆盖无菌方纱及绷带时避开穿刺点，方便观察穿刺部位。

（5）康复期经瘢痕创面穿刺时，固定前应先擦掉药物，防止3M透明薄膜敷料粘贴不牢固。

（6）儿童肢体可采用弹力套/夹板二次固定，如图10.6.7，头皮PVC可加用弹力套二次固定。

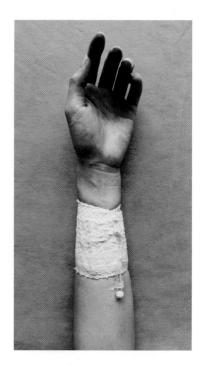

图10.6.7　弹力套固定

✚ 中心静/动脉导管固定

一、适应证

留置静/动脉导管者。

二、用物准备

外科手套、无菌弯盘、消毒液、无菌剪刀、胶布、止血钳、无菌方纱、无菌棉球、无菌治疗巾、免洗手消毒凝胶，如图10.6.8。

三、操作程序

1．评估

（1）患者病情、意识、合作程度、心理状态。

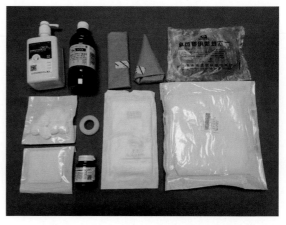

图10.6.8　中心静/动脉导管固定用物准备

（2）穿刺部位及周围皮肤情况。

（3）导管位置、外露长度。

2. 实施

经正常皮肤穿刺：

（1）置管完成后，协助医生予导管固定翼两侧缝合、穿刺点处缝合固定。

（2）使用2%葡萄糖酸氯己定棉球以穿刺点为中心顺时针消毒皮肤、导管，取2%葡萄糖酸氯己定棉球逆时针消毒第2遍，第3遍用2%葡萄糖酸氯己定棉球顺时针消毒皮肤、导管，消毒的范围大于10cm×10cm。

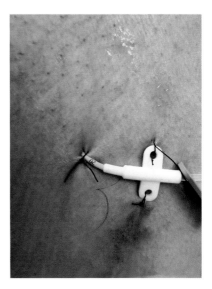

图10.6.9 缝合固定

（3）自然待干后将剪裁好的无菌方纱嵌在导管下方。

（4）导管的外延长管放置在无菌方纱上。

（5）再使用无菌方纱覆盖导管，胶布固定。

经创面穿刺：

（1）置管完成后，协助医生予导管固定翼两侧缝合、穿刺点处缝合固定，如图10.6.9。

（2）0.5%安多福棉球每8h消毒1次，范围大于10cm×10cm。

（3）穿刺点予暴露。

（4）使用无菌治疗巾将延长管及输液接头包裹，用胶布固定。

✚ PICC导管固定

一、用物准备

外科手套、无菌弯盘、2%葡萄糖酸氯己定醇皮肤消毒液、无菌剪刀、胶布、透明敷料、水胶体敷料、泡沫敷料、止血钳、无菌棉球、无菌治疗巾。

二、操作程序

1．评估

（1）患者病情、意识、合作程度、心理状态。

（2）穿刺部位及周围皮肤情况。

（3）导管位置、外露长度。

2．实施

（1）戴手套在置管肢体下方铺治疗巾。

（2）以180°或0°手法自下而上顺着穿刺方向撕除旧敷贴，以免导管移位。

（3）脱手套，手快速消毒液洗手。

（4）用75%酒精进行皮肤清洁。

（5）选择合适的消毒液，以穿刺点为中心按顺时针、逆时针、顺时针消毒三遍皮肤，皮肤消毒需使用摩擦力，持续15s以上，消毒范围直径达10cm以上。

（6）消毒导管外露及连接部分。

（7）手快速消毒液洗手，建立无菌区，打开水胶体敷料及/或泡沫敷料，戴无菌手套。

（8）穿刺口有渗液的导管，先剪一小块泡沫敷料覆盖于穿刺口，再将水胶体敷料的中心对准穿刺点，无张力粘贴，塑形，确保敷料牢固，如图10.6.10。

（9）周围皮肤有伤口的导管，将厚装水胶体敷料的中心对准穿刺点，无张力粘贴，塑形，确保敷料牢固，如图10.6.11。

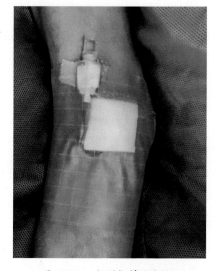

图10.6.10　新型敷料固定法1

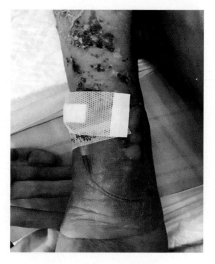

图10.6.11　新型敷料固定法2

三、关键环节

（1）烦躁或不配合的患者，予适当约束或镇静治疗。

（2）无菌方纱污染、潮湿、松脱及时更换。

（3）观察穿刺点有无渗血、渗液、发红、分泌物等情况，观察穿刺部位周围皮肤有无压痛、肿胀、过敏等，及时处理。

（4）每班检查导管通畅、外露长度及缝线固定情况，特别是烧伤创面溶痂时缝合线容易松脱。

（5）翻身床护理或者是创面换药治疗时，妥善固定管道，防止非计划性拔管。

（6）创面行暴露疗法时，使用灼伤纱包裹无菌治疗巾，灼伤纱潮湿时及时更换。

（梁杏　陈丽映）

第七节　气管套管内给氧湿化固定技术

合理的气管套管内给氧湿化既可保证氧气的供给，又能保持呼吸道的湿润、痰液稀释，保持呼吸道通畅，减少肺部并发症的发生。对于无机械通气又不能拔除人工气道的患者，通过注射器连接延长管及头皮针，将湿化液滴入针头刺入给氧管，将给氧管连接人工气道给氧，同时持续匀速滴注湿化液或连接人工鼻湿化。

✚ 气管套管穿孔固定法

一、用物准备

吸氧装置、无菌剪刀、止血钳、酒精灯、火柴、胶布、头皮针、延长管、吸痰管、50mL注射器、微量注射泵、检查手套，如图10.7.1。

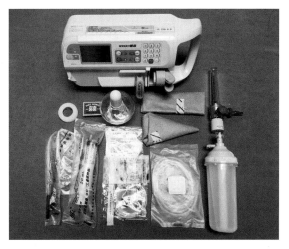

图10.7.1　气管套管穿孔固定法用物准备

二、操作程序

1. 评估

（1）患者的病情、意识、生命体征、合作程度、心理状态。

（2）血氧饱和度、血气分析。

（3）患者痰液性质、量。

（4）仪器性能。

2. 实施

（1）用无菌剪刀剪掉双侧鼻导管鼻塞及吸痰管前端，如图10.7.2。

（2）一侧给氧管打结，另一侧给氧管连接吸痰管（作为给氧端），接口处用胶布缠绕，防止漏气，如图10.7.3。

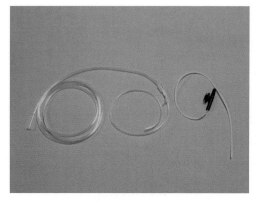

图10.7.2　鼻导管及吸痰管剪裁

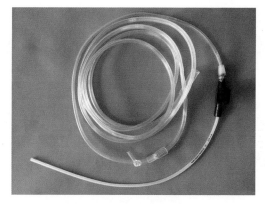

图10.7.3　给氧管连接吸痰管

（3）头皮针作为湿化端，针头刺入吸痰管距离前端10cm处，并使用胶布固定头皮针与吸痰管，如图10.7.4。

（4）将止血钳尖端加热至变红。

（5）止血钳尖端于气管套管口下方约5mm处钻一小孔，如图10.7.5，大小可穿过吸痰管。

（6）将吸痰管从小孔送入气管套管内4～6cm（成人）或2～3cm（儿童），如图10.7.6。

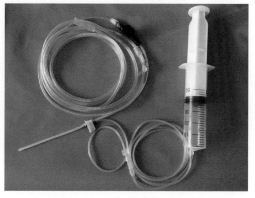

图10.7.4　头皮针刺入吸痰管

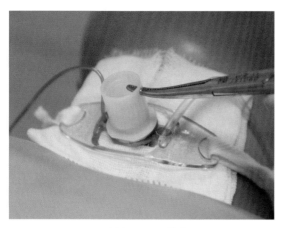
图10.7.5 钻孔

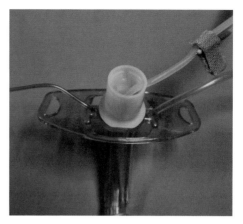
图10.7.6 吸痰管穿过小孔

✚ 鼻导管连接螺旋接头固定法

一、用物准备

吸氧装置、无菌剪刀、胶布、头皮针、延长管、50mL注射器、微量注射泵，如图10.7.7。

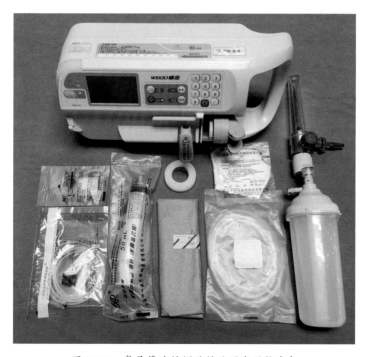
图10.7.7 鼻导管连接螺旋接头固定用物准备

二、操作程序

1.评估

评估内容同气管套管穿孔固定法。

2.实施

（1）用无菌剪刀剪掉双侧鼻导管鼻塞，一侧鼻导管打结，另一侧鼻导管作为给氧管。

（2）湿化头皮针连接给氧端的鼻导管，并使用胶布固定头皮针及鼻导管。

（3）将鼻导管放入气管套管三通管接口的活瓣密闭端，如图10.7.8。

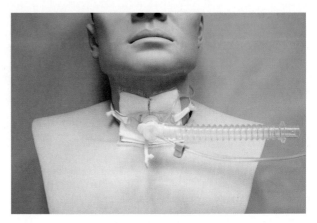

图10.7.8　鼻导管连接螺旋接头固定法

✚ 人工鼻连接螺旋接头固定法

一、用物准备

吸氧装置、无菌剪刀、人工鼻、检查手套，如图10.7.9。

二、操作程序

1.评估

评估内容同气管套管穿孔固定法。

2.实施

（1）用无菌剪刀剪掉双侧鼻导管鼻塞，一侧给氧管打结，另一侧给氧管连接人工鼻氧气接头。

（2）将人工鼻连接于螺旋接头开口端，如图10.7.10。

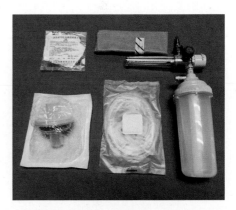

图10.7.9　人工鼻连接螺旋接头

固定用物准备

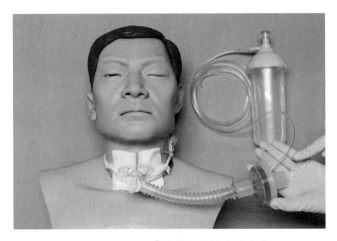

图10.7.10　人工鼻连接螺旋接头固定法

✚ 茂菲氏滴管改良人工气道处鼻导管固定方法

一、用物准备

吸氧装置、无菌剪刀、胶布、一次性输液器、头皮针、延长管、50mL注射器、微量注射泵、检查手套，如图10.7.11。

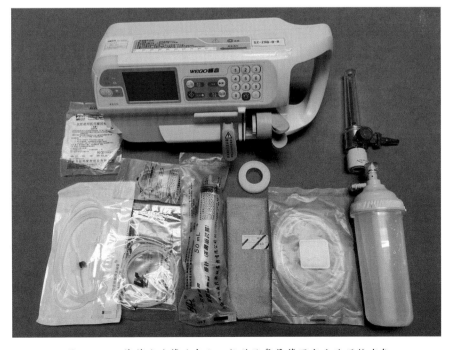

图10.7.11　茂菲氏滴管改良人工气道处鼻导管固定方法用物准备

二、操作程序

1．评估

评估内容同气管套管穿孔固定法。

2．实施

（1）将鼻导管从分叉处剪断，剩余单头鼻导管，如图10.7.12。

（2）使用无菌剪刀将一次性输液器茂菲氏滴管的一端剪去0.5cm，另一端的输液管也剪除（保留有滴管的一端），再将茂菲氏滴管管身中间部分的输液皮管剪去3/4，并剪一长约4cm的输液管，如图10.7.13。

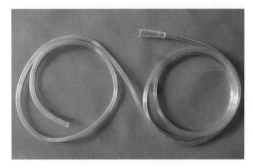

图10.7.12　剪裁鼻导管

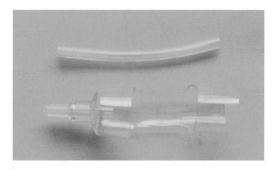

图10.7.13　茂菲氏滴管剪裁

（3）将4cm长的输液管接在茂菲氏滴管内侧连接处，如图10.7.14，并使用胶布将其缠绕并固定于茂菲氏滴管外端，防止内侧输液管脱落。

（4）将一次性鼻导管连接于茂菲氏滴管末端，如图10.7.15。

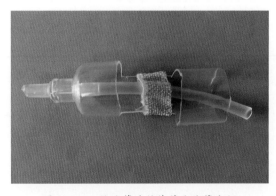

图10.7.14　输液管连接茂菲氏滴管内侧

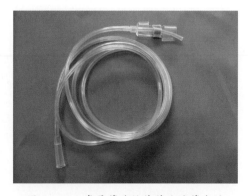

图10.7.15　鼻导管连接茂菲氏滴管末端

（5）湿化液的头皮针刺入给氧管，如图10.7.16，并使用胶布固定头皮针及给氧管。

（6）将茂菲氏滴管固定在患者的人工气道接口处，如图10.7.17。

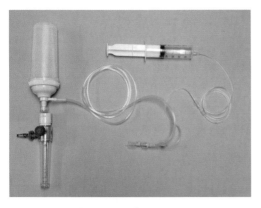

图10.7.16 连接湿化液

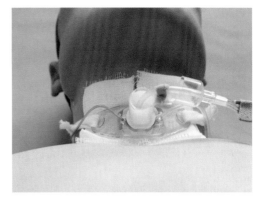

图10.7.17 固定茂菲氏滴管

✚ 茂菲氏滴管改良成二通接头固定方法

一、用物准备

吸氧装置、无菌剪刀、胶布、一次性输液器、头皮针、延长管、50mL注射器、微量注射泵。

二、操作程序

1. 评估
评估内容同气管套管穿孔固定法。

2. 实施
（1）用无菌剪刀剪掉双侧鼻导管鼻塞，一侧给氧管打结，另一侧用于给氧。

（2）取一次性输液器茂菲氏滴管，剪去两头，留取中间部分，形成一个约3cm高的圆柱体。

（3）在圆柱体侧壁剪一三角形小侧孔，其大小以能通过给氧管为宜，如图10.7.18。

（4）湿化液头皮针刺入给氧管并固定，并将给氧管经筒状三角形侧孔插入4~6cm（成人）或2~3cm（儿童），如图10.7.19。

（5）将给氧湿化二通接头与气管套管接头衔接紧密，如图10.7.20。

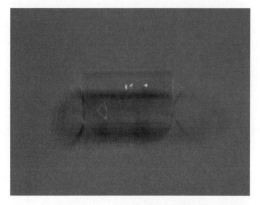
图10.7.18　二通接头剪裁

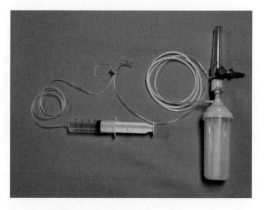
图10.7.19　侧孔连接给氧管

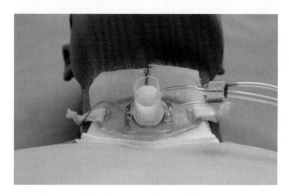
图10.7.20　固定二通接头

三、关键环节

（1）给氧湿化过程中，保持管道连接紧密，保证有效给氧及湿化。

（2）给氧湿化过程中，应严密观察患者的病情、生命体征。

（3）酒精灯在远离氧气或者通风处点燃。

（4）钻孔时应定好位置，钻孔过高时易钻破气管套管上方影响有效固定，钻孔过低时若再次使用呼吸机会出现漏气，钻孔过大吸氧管易脱出。

（5）吸氧管送入长度约为气管套管总长度的一半，这样既可以防止送入过深，又不容易脱出。

（6）人工鼻不适用于脱水过多、低体温或气道分泌物多的患者。慢性呼吸衰竭患者尤其是撤机困难的患者。婴幼儿也不建议使用。污染或堵塞时随时更换。

（7）根据患者的痰液黏稠度及时调节湿化的速度。

（梁杏　陈丽映）

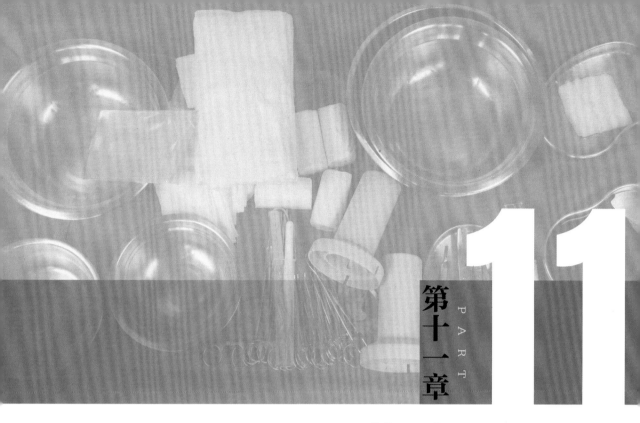

第十一章

PART

11

皮肤移植
护理技术

第一节 烧伤术前皮肤准备技术

术前皮肤准备是在术前对拟行外科手术的患者进行手术区域的清洁工作，包含去除毛发及皮肤清洁。其目的是在不破坏皮肤完整性的前提下减少皮肤细菌数量，是预防手术部位感染的重要措施。

一、用物准备

电动理发器、一次性备皮刀、检查手套、无菌弯盘、无菌治疗巾、无菌方纱、无菌棉签、肥皂水、温水、毛巾、75%酒精、液状石蜡及屏风（必要时），如图11.1.1。

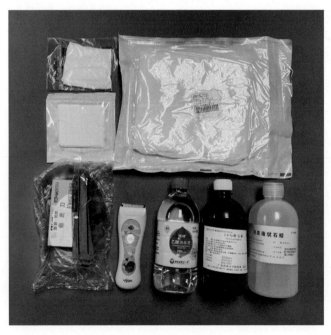

图11.1.1　术前皮肤准备用物准备

二、操作程序

1．评估

（1）室内光线及温度。

（2）患者的病情、意识、生命体征、合作能力、心理状态、二便情况。

（3）术前皮肤准备部位、皮肤情况和要求。

2．实施

（1）摆放体位，皮肤准备部位下垫无菌治疗巾。

（2）先使用电动理发器将毛发修剪至最短。

（3）用适量肥皂水方纱湿润皮肤准备部位。

（4）一手持纱布绷紧皮肤，另一手持一次性备皮刀，刀架与皮肤呈45°，第1次顺着毛发生长方向剃除毛发，如图11.1.2；第2次逆着毛发生长的方向剃除毛发，如图11.1.3；操作时，动作轻柔，注意骨隆突、皱褶、瘢痕等处，避免损伤和出血。

（5）用温水毛巾擦除毛发，清洁皮肤。

（6）肚脐可用液状石蜡润滑，再用棉签清洁脐部，再用温水棉签或毛巾洗净肚脐，干棉签揩干水分。

（7）检查皮肤准备部位是否光滑，如图11.1.4。

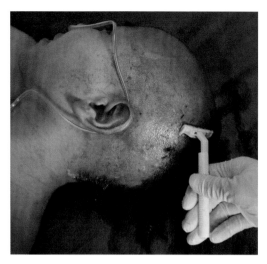

图11.1.2　顺式剃除毛发

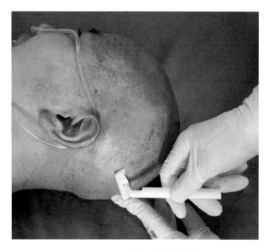

图11.1.3　逆式剃除毛发

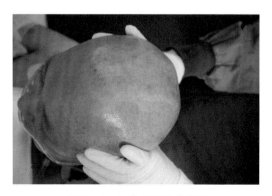

图11.1.4　检查皮肤准备部位

三、关键环节

（1）光线充足，注意保暖及保护患者隐私。

（2）皮肤准备部位有结痂时，可提前用液状石蜡进行局部湿敷至痂皮软化，再用肥皂水清洗干净。

（3）使用肥皂水，避免过湿，浸湿周围衣服。

（4）反复供皮的头皮或浅度烧伤初愈而作为供皮区时，油纱或痂皮未脱落，可用液状石蜡湿润，轻轻揭去再行剃发，切勿用力揭开油纱，引起皮肤损伤及造成患者不适。

（5）术区如有敷料包扎，应告知医生，询问是否打开敷料备皮。

（6）足底做供皮区时，足弓及足跟系着力点不作供皮，改取趾之皮。术前3天每天用温水浸泡，用刀片刮除老化角质层，如此反复多次，直至刮净为止。

（7）注意避免损伤皮肤，术前再次检查确保皮肤符合植皮的需要，如仍未达要求，则需再次剔除毛发、清洁皮肤，直至术前准备部位皮肤光滑。

（罗显利　陈丽映）

第二节　烧伤危重患者手术安全运送技术

对于手术的患者，我们往往把目光和精力集中在手术间的安全，而容易忽略手术前后患者在运送过程中"边缘时间"的安全。所谓的"边缘时间"就是指患者从病房进入手术室前的时间或者手术结束后运送回病房或ICU途中的时间。为加强运送安全管理，我们必须充分认识到手术患者在运送与交接过程中存在的各种风险因素，注重全程护理安全质量控制和运送流程管理，确保手术患者的运送安全。

一、用物准备

平车、中单/大单、氧气袋/氧气瓶、吸氧管、简易呼吸球囊、监护仪、转运呼吸机和抢救药物（必要时），如图11.2.1。

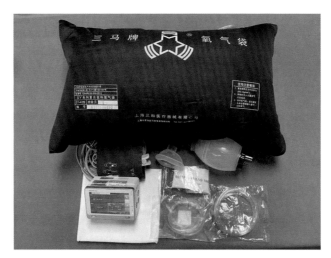

图11.2.1　手术安全运送用物准备

二、操作程序

1. 评估

（1）患者的病情、年龄、体重、意识、合作程度、心理状态等。

（2）平车性能、搬运及运送人数。

（3）仪器的性能。

（4）手术时间。

2. 实施

（1）与手术室确认运送时间。

（2）告知患者或家属。

（3）完成患者术前准备。

（4）整理患者各类管道。

（5）根据不同病情采取不同的搬运、移动方法。

（6）整理好各类管道及固定好患者的肢体，必要时予约束。

（7）携带病历、手术物品、药物等运送患者。

（8）运送过程中护士站在患者头侧观察病情变化。

（9）与手术室巡回护士交接，核对患者身份、手术部位、手术交接单、手术物品、药物、各类管道、术前用药等。

（10）整理患者管道，按搬运法将患者搬运至手术床。

（11）整理床单位，固定各种管道，检查引流管通畅情况。

（12）做好运送车床消毒。

（13）手术后确认病区做好准备，运送流程同上。

（14）按运送要求将患者运送回病区。

（15）做好运送车床、仪器、设备等消毒。

三、关键环节

（1）有人工气道患者，搬运前先清理呼吸道分泌物，保持气道通畅。

（2）搬运前先倾倒引流液，保持各类管道通畅。

（3）搬运患者前锁住平车和病床刹车。

（4）对于危重或颈椎、腰椎骨折患者可使用四人搬运法进行搬运。

（5）机械通气的患者，头部勿后仰，搬运者分别以双手置患者头颈部和腰臀部，将患者身体水平上移，以防气管插管移位。

（6）特殊感染患者提前通知手术室，使用一次性中单或大单铺在平车上，包裹患者并运送，做好职业防护。

（7）运送过程中，妥善固定各种管道，保持通畅，护士应站在患者头侧，运送中严密监测患者病情：看监护仪、听仪器报警声、询问患者主诉等。

（8）危重患者，护士和医生分别站于患者头部两侧，护士站于患者的右侧，观察呼吸情况，医生站于患者左侧，观察循环，监护仪放于床尾，屏幕面向医护人员，第三人在床尾辅助推床，如图11.2.2。发生心跳呼吸骤停、窒息等情况时，就地抢救。

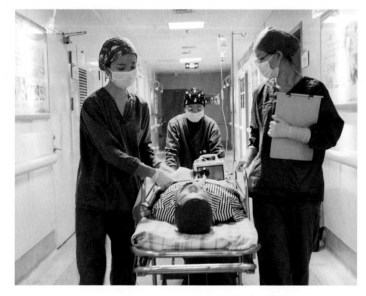

图11.2.2 手术安全运送

（9）使用血管活性药物患者，运送过程中确保药物有效注射，勿中断治疗，维持循环稳定。

（10）颅脑损伤、颌面部外伤及昏迷的患者，应将头偏向一侧。

（11）运送过程中尽量减少途中停留，病情危重者利用绿色通道快速到达，保证患者安全。

（罗显利　陈丽映）

第三节　烧伤植皮手术术中配合技术

植皮手术是对深度创面修复的主要方法，必须在患者能耐受的情况下尽早实施。它能促使创面愈合，有效控制局部或全身感染，因此必须做好严重烧伤患者的植皮手术前、后的护理工作，以期达到满意的皮片成活率。手术中配合者是围手术期中的关键环节之一。

一、用物准备

（1）医疗器械：负极板、电凝机、电刀笔、电动取皮机、削痂刀、扎皮机、MEEK植皮机。

（2）无菌物品：烧伤大植皮包、烧伤布类、手术衣、外科手套、灼伤纱、灭菌凡士林纱块、绷带、无菌方纱、烧伤手术室盆、持物钳、各类刀片、各型号缝合线及缝针、灯把、输液器、注射器、医用三通、一次性吸痰机连接管、驱血带、轧皮片。

（3）无菌溶液/药品：0.9%氯化钠注射液500mL、75%酒精、0.5%安多福、过氧化氢溶液、灭菌注射用水、盐酸肾上腺素。

二、操作程序

1. 评估

（1）患者病情、意识、全身情况、年龄、心理状况、合作程度、禁食时间。

（2）手术时间、名称、部位、麻醉方式。

（3）手术器械、物品。

（4）手术间温度、湿度。

（5）手术人员。

2．实施

（1）核对患者信息。

（2）建立静脉通道。

（3）摆放体位，避免受压，注意保护眼睛及额头。

（4）正确连接监护线，并确保静脉通路、尿管等各类管道的通畅，妥善固定。

（5）手术医师、麻醉医师、巡回护士三方核查，确认患者身份及手术部位。

（6）协助麻醉医师完成全身麻醉，随时注意给患者保暖。

（7）根据手术部位正确摆放手术体位，安置过程中动作轻柔，用力协调一致，防止发生组织损伤及体位性低血压等。

（8）减少非手术部位的暴露，注意给患者保暖。

（9）电刀笔负极板安全放置，如图11.3.1。

（10）协助手术医生穿手术衣。

（11）调节无影灯至最佳位置。

（12）密切观察病情变化，积极配合麻醉医师和手术医师，根据术中

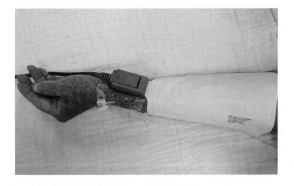

图11.3.1　粘贴负极板

所需及时添加物品及器械，如图11.3.2，做好各种手术意外及紧急情况的抢救配合。

（13）准确执行术中医嘱，治疗用药前需重复医师口头医嘱，做好查对并记录。

（14）监督正确执行无菌操作，发现有违反无菌操作原则者，应立即纠正。

（15）术中注意评估患者体位摆放及皮肤受压情况，给予积极的护理干预。

（16）协助医生包扎创面。

（17）清点手术器械，整理用物。

（18）手术结束后，需再次评估，保证各种管道的正确连接、固定牢固、通畅，伤口有无渗血，包扎是否妥当，受压皮肤是否完好。

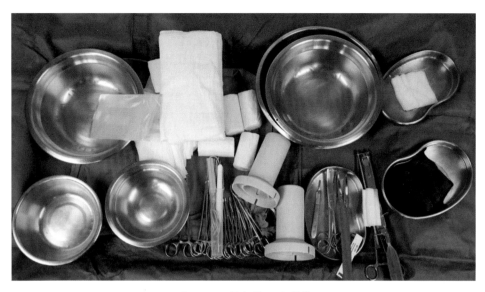

图11.3.2　添加物品及器械

三、关键环节

（1）根据医嘱，准备手术床。

（2）连接电动取皮刀等仪器时，严格执行无菌技术操作，防止器械的污染。

（3）术毕注意固定引流装置，搬运患者时注意避免牵拉引流装置。

（4）在手术开始前、关闭切口前、关闭切口后、术毕，三方查对手术器械、缝针、敷料等数量无误，准确记录。

（5）大面积烧伤手术面积大、手术时间长、失血多，易导致血液循环障碍，因此应采取综合措施避免术中失血量过多。切削痂和供皮区部位皮下注射含肾上腺素的生理盐水，肢体切削痂时应用驱血带，切削痂和供皮区部位用含肾上腺素的生理盐水外敷、压迫止血，出现明显出血点时要及时电凝止血，植皮区及供皮区均予加压包扎。

（6）使用驱血带时密切观察肢体血运情况，定时松解驱血带。

（赵淑婷　陈丽映）

第四节 烧伤患者手术中体温调节护理技术

围手术期低体温是指各种原因导致机体核心体温低于36℃，术中低体温是围手术期大面积烧伤患者常见症状之一，因为大面积烧伤患者皮肤屏障功能受损，切痂植皮手术创面大、暴露时间长，全身应激反应重，且在手术中需要大量生理盐水冲洗创面，同时又需要输注大量冷的库存血液制品，加上全身麻醉药物的应用，体温调节能力下降，导致烧伤患者低体温的概率明显增加。针对大面积烧伤患者手术采取有效措施预防低体温的发生，是促进创面愈合及提高术后康复疗效的重要环节，也是烧伤手术护理持续关注的重点问题。

一、用物准备

手术室制暖系统、液体加温（恒温）箱、血液/液体加热器（图11.4.1）、辐射加热器、温湿度监测仪、毛毯/电热毯、体温监测系统。

二、操作程序

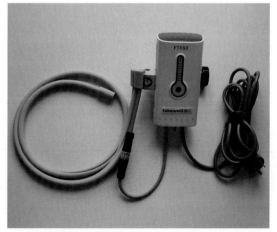

图11.4.1 血液/液体加热器

1．评估

（1）患者的病情、生命体征、手术部位、手术方式、手术时长、麻醉方式。

（2）环境：温度、湿度。

（3）仪器性能。

2．实施

（1）将烧伤手术室温度保持在27～39℃，湿度维持在50%～60%。

（2）尽量减少非手术部位的暴露，可遮盖毛毯等。

（3）吸入气体加温至34～41℃。

（4）使用血液/液体加热器对血制品/补液进行加温至37℃。

（5）冲洗液、消毒液等外用溶液，使用液体加温（恒温）箱，如图11.4.2，加温至36～37℃后使用。

（6）持续监测手术中患者的体温和室温。

（7）监测和维持加温或降温装置的温度。

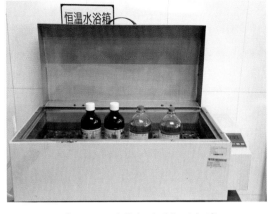

图11.4.2 液体加温（恒温）箱

三、关键环节

（1）注意调节液体的加热温度，避免温度过高造成对血制品/补液的破坏。

（2）核心体温低于36℃采取复温措施。

（3）核心体温监测部位：鼓膜、直肠、肺动脉、食道等。

（赵淑婷 陈丽映）

第五节 烧伤患者手术后体温调节护理技术

烧伤患者围手术期低体温发生率高，不仅易出现术后苏醒推迟、严重感染、凝血/纤溶功能障碍等并发症，还会导致烧伤创面温度偏低，局部胶原沉积受阻，炎性细胞、成纤维细胞减少，从而影响创面愈合。因此，围手术期体温管理是重度烧伤患者的护理难点与重点。

一、用物准备

病房制暖系统、血液/液体加热器、高效辐射烧伤治疗机、辐射加热器、体温监测系统、悬浮床（必要时）。

二、操作程序

1．评估

（1）患者的病情、意识、生命体征、合作程度、心理状态。

（2）患者手术部位、手术时长、麻醉方式、术中体温。

（3）环境：温度、湿度。

（4）仪器性能。

2．实施

（1）患者手术后返回病房前将病房温度保持在28～30℃。

（2）预热高效辐射烧伤治疗机至50℃。

（3）使用悬浮床治疗的患者床温调至38℃。

（4）术后使用机械通气的患者预热呼吸机加温湿化装置。

（5）患者术毕返回病房，医护人员协助快速转移至病床，最大限度减少体表暴露。

（6）静脉液体加温至37℃。

（7）术后低体温期间每30min监测患者的体温1次，直至体温升至36℃后，改为每小时监测1次，连续监测4h。

三、关键环节

（1）重度烧伤患者术后体温低于36℃时启动复温；体温上升至37℃时停止复温。

（2）烧伤患者术后，术区不能使用医用织物（如被套、棉被、车边纱等）覆盖保暖，以免影响术区出血的观察。

（3）术后复温过程中，应根据患者的体温变化及时调整仪器的温度。

（4）腋部、耳部，儿童、术后不配合者，尽量以测量肛温为准，有条件可监测血温。

（5）术后复温的关键在于平稳匀速，不能求快，防止体温反弹。

（6）术后低体温持续时间较长，应警惕病情加重，及时报告医生处理。

（赵淑婷　陈丽映）

第六节 烧伤手术后供皮区护理技术

烧伤手术供皮区常采用烤灯/红外线灯进行治疗，是利用光波的透入和温热效应，使深部毛细血管扩张，改善血液流体动力效应，达到促进组织水肿的吸收，促进创面干燥/结痂/肉芽组织生长及止痛等目的。由于大面积烧伤患者供皮部位少，又需要多次植皮手术治疗，因此要求供皮区愈合快，可重复多次取皮。加强供皮区护理，可减轻患者疼痛，促进供皮区创面加快愈合，缩短治疗时间，促进肢体功能恢复。

一、用物准备

烤灯/红外线治疗仪/特定电磁波治疗仪、检查手套、灼伤纱、护理垫，如图11.6.1。

二、操作程序

1．评估

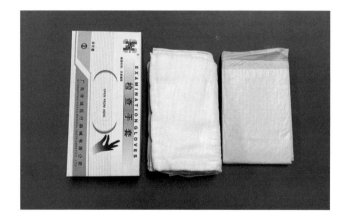

图11.6.1　供皮区护理用物准备

（1）患者的意识、年龄、活动能力、合作程度、心理状态、对热的敏感性和耐受性，有无感觉迟钝、障碍等。

（2）供皮区部位敷料包扎、渗血和渗液、气味等情况。

（3）环境温度和湿度。

（4）仪器的性能。

2．实施

（1）术后观察供皮区渗血、渗液情况及外敷料松紧度。

（2）协助医生打开供皮区的敷料，供皮区下垫灼伤纱及护理垫，潮湿或污染时及时更换。

（3）使用红外线治疗仪照射治疗，如图11.6.2。

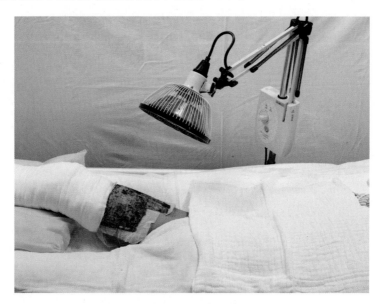

图11.6.2　照射治疗

（4）供皮区遵医嘱使用生长因子药物外喷。

三、关键环节

（1）术后当天注意供皮区敷料的情况，有无渗液、渗血、出血情况，及时更换污染有渗液的敷料垫，发现有渗血、异味、疼痛，应及时打开敷料检查，保持外敷料的清洁，及时处理异常情况。

（2）患者体位改变时，及时调整仪器位置。

（3）照射过程中，定时巡视，询问患者的感受，观察局部皮肤情况和患者的反应。

（4）头部供皮区照灯时，可用油纱遮盖患者眼睛或者让患者戴有色眼镜保护眼睛。

（5）供皮区出现较多渗液渗血时，可用吸水纱布吸收渗血渗液。

（6）背、臀部供皮者，尽量使用悬浮床治疗，防止供皮区受压。肢体供皮时，适当抬高肢体，防止受压。

（7）小儿好动，自制力差，易用手抓伤供皮区，应对双手适当约束。

（王颖）

第七节 烧伤手术后植皮区护理技术

植皮手术是目前我国治疗烧伤创面主要方法之一，植皮手术后创面易发生感染、皮片移位等并发症，以及长期换药给患者带来痛苦等，因此，做好植皮区护理尤为重要。

一、用物准备

灼伤纱、止血带、检查手套、软枕、护理垫，如图11.7.1。

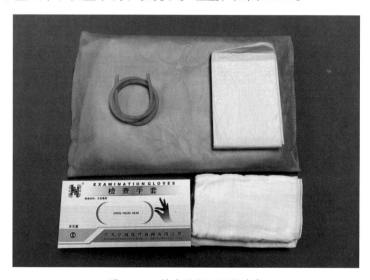

图11.7.1 植皮区护理用物准备

二、操作程序

1．评估

（1）患者的意识、年龄、活动能力、合作程度、心理状态、植皮区情况。

（2）植皮区部位敷料包扎、渗血和渗液情况。

（3）环境温度和湿度。

2．实施

（1）植皮手术后包扎肢体应固定、制动，必要时可用夹板固定防止因活动而使皮片移动或皮下淤血。抬高术肢以减轻局部充血，保证肢体回流通畅，如图11.7.2。

（2）密切观察出血情况，对于受压部位，可戴检查手套，平整伸入受压区，观察渗血渗液，如图11.7.3。出现少量新鲜渗血，可在敷料上进行标示，观察出血情况，并根据出血情况采用加压包扎、缝合、电凝等方式止血。

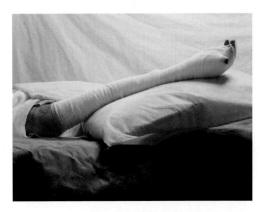
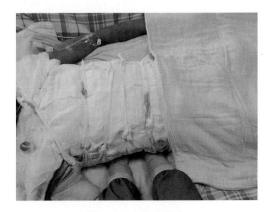

图11.7.2　抬高术肢　　　　　　　　　图11.7.3　出血检查

（3）观察肢端血运，发现肿胀、青紫、苍白、麻木等情况，及时通知医生处理。

（4）不可在植皮肢体上测量血压或扎止血带，以免产生皮下血肿，造成植皮失败。

（5）面、颈部植皮手术后，以防打包过紧，影响呼吸，要密切观察呼吸情况，告知绝对卧床，避免说话、喊叫、咀嚼，以减少术区出血及皮片移位，如有异常，告知医生进行处理。

（6）会阴及肛门术后，控制饮食，减少大便次数，保持会阴部清洁干燥。

三、关键环节

（1）患者出血多在术后24h内发生，术中止血不完善、创面渗血未完全控制、原痉挛的小动脉断端舒张、结扎线脱落等，都是造成术后出血的原因。

（2）下颌、口周植皮术后患者不能经口进食期间，可留置胃管。

（3）止血时需要保护新植皮皮片和再次使用，避免造成皮片浪费。

（王颖）

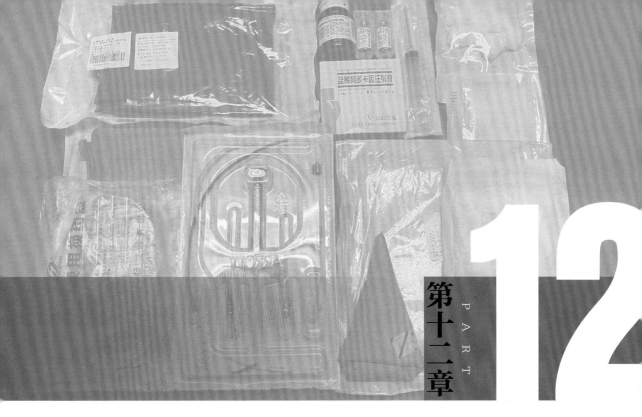

第十二章 PART

12

营养支持
护理技术

第一节 营养状态评估技术

营养状态是指营养物满足机体新陈代谢需要的充足程度。重度烧伤患者热量消耗大量增加，营养供应不及时可使患者创面愈合延迟、感染易感性增加，导致多器官功能障碍综合征（MODS）甚至死亡，对烧伤患者特别是重度烧伤患者，充分利用有效的营养支持为机体提供各种营养素和热量尤为重要。因此，正确评估烧伤患者的营养状态至关重要。评估患者营养状态常用的指标有生化检查结果、营养物、食物和液体的摄入量以及营养物和氧气能够提供细胞能量的程度。

一、用物准备

体重秤、量尺、皮尺、《营养风险筛查2002（NRS 2002）》评估表。

二、操作程序

实施

（1）评估患者的病情、烧伤面积、程度、既往病史。

（2）测量患者的身高、体重、上臂围、小腿围、三头肌皮褶厚度，了解近3个月来体重有无变化及其原因。

（3）计算体质指数，评估体质指数是否正常。

（4）评估患者摄入营养物的方式及营养物的种类和数量。

（5）评估患者的食欲，进食量有无增加或减少。

（6）记录24h摄入量并计算其所提供的热量，能否满足机体的需要。

（7）有无水肿或脱水征。

（8）患者的活动能力、耐力、手的握力、肌肉张力等。

（9）评估患者各项实验室检查指标：白蛋白、前白蛋白、转铁蛋白、视黄醇结合蛋白质、总淋巴细胞计数、24h肌酐、尿素氮等。

三、关键环节

（1）掌握评估时机：一般患者入院时评估，住院期间根据患者病情适时动态评估。

（2）因严重烧伤无法准确测量身高体重、水肿得不到准确身体质量指数（BMI）值时，用白蛋白代替。

（马焕霞）

第二节 肠道管喂饮食护理技术

肠道管喂饮食又称鼻饲法，是指通过鼻胃管、鼻十二指肠管或鼻空肠管为不能经口进食的患者提供营养基质或其他的营养素。肠道管喂饮食的方法有分次注入法和滴注法。营养治疗是烧伤综合救治的重要组成部分，一方面与烧伤后代谢改变相适应；另一方面营养要以调控机体代谢，保护脏器功能，维护内环境稳定为首要目标。肠内营养宜尽早启动，此时肠内营养不以供能为目标，适度刺激胃肠，防止黏膜萎缩是其核心任务。烧伤复苏时通过基础水分的补给患者每天可获得100～200g葡萄糖，其他营养底物则暂缓供给。随着患者内环境趋于稳定，胃肠功能有所恢复时就应逐步增加能量供给。

一、用物准备

无菌治疗巾、营养液、营养泵、一次性肠内营养泵管、营养注入用具。

二、操作程序

1．评估

（1）患者病情、意识、合作程度、心理状态、营养状态、大便情况及有无腹胀。

（2）患者肠道管喂需要，有无麻痹性肠梗阻、活动性消化道出血、腹泻急性期等禁忌证。

（3）肠道管置管时间、外露刻度、管道位置、胃残留量、管道回抽液的颜色和pH值。

（4）营养液种类、浓度、温度。

2．实施

一次性输注法：

（1）抬高床头30°～45°。

（2）在患者胸前铺治疗巾。

（3）20～50mL温开水冲洗管道。

（4）注入营养液，每次量200～300mL。

（5）20～50mL温开水冲洗管道。

（6）整理，记录。

连续输注法：

（1）①营养液连接滴注管，排气后安装在营养泵上。滴注管与胃管或鼻空肠管连接，滴入前用温开水20mL冲洗管路。②滴注过程中，使用营养加温器保持营养液的温度在38～40℃。③根据患者对营养液的耐受、血糖值、营养液的性质、胃残液量确定滴注速度，前15min速度为15mL/min。一般60～80mL/h恒速泵入。每小时检查滴注液的滴速或泵入的速度。④持续滴注时，在开始滴注的第1个24h内每4～6h检查胃残留量，之后每次隔8h。间断滴注时，每次滴注前要检查残留量。残留量大于150mL或成人大于每小时滴入量的110%～120%时，暂停滴注。⑤持续滴注者，每4～6h用温开水20mL冲洗胃肠管道1次，预防管路堵塞。间断滴注者每次滴注后用温开水冲洗管路。

（2）鼻饲时，保证气管内插管或气管切开插管气囊处于充气状态。

（3）鼻饲过程中观察有无呛咳、呼吸困难、恶心、呕吐等情况。如出现呛咳、呼吸困难等误吸现象，立即停止鼻饲，并立即吸出口鼻腔及呼吸道的误吸物。

（4）每4~8h监测肠鸣音情况，观察患者大便性质，有无腹胀、恶心、呕吐等情况。

（5）监测血糖、水、电解质情况，观察意识变化，有无出汗、心悸等情况。

（6）每24h更换装鼻饲液的容器和给药用的器具。

（7）每天清洗插管周围皮肤及此部位的插管，并保持清洁和干燥。

（8）鼻饲患者给予口腔护理每天3次。

（9）准确记录患者鼻饲量、出入量。每周称体重1次，如果发现患者的摄入量和消耗不平衡，及时与医生联系，调整治疗护理方案。

（10）长期鼻饲患者，鼻胃管、鼻十二指肠管和鼻空肠管留置时间根据管道材质或遵从厂家说明决定更换时间。

三、关键环节

（1）妥善固定管道，防止意外拔管。在管道末端做刻度标识以保证正确的插入长度。每班记录外露长度。

（2）观察有无插入气道的症状和体征，检查胃残留量、管道回抽液的颜色和pH值，通过听气过水声、使用X线检查确认所处位置。

（3）建立人工气道患者鼻饲前先吸痰，鼻饲后2h内避免叩背排痰、体位引流。

（4）颈椎、胸椎、腰椎损伤患者不宜抬高床头。如患者需采取低于30°的体位进行操作或转运，提前1h夹闭滴注管路。摇低床头前30~60min停止鼻饲。

（5）每天灌注营养液4~5次，每次鼻饲量200~300mL，鼻饲液温度38~40℃。

（6）两次鼻饲间，在患者无限水的情况下，从鼻胃管喂入温开水每次100~150mL。

（7）持续喂养时，在开始滴注的第1个24h内每4~6h检查胃残留量，之后每次隔8h，残留量大于150mL或大于每小时滴入量的110%~120%时，暂停滴注。

（8）持续喂养者，每4~6h用温开水20mL冲洗胃肠管道1次，预防管路堵塞。

（9）鼻饲时，保证气管内插管或气管切开插管气囊处于充气状态。

（10）鼻饲过程中观察有无呛咳、呼吸困难、恶心、呕吐等情况。如出现呛咳、呼吸困难等误吸现象，立即停止鼻饲，并立即吸出口鼻腔及呼吸道的误吸物。

（11）每24h更换一次性肠内营养泵管、营养注入用具。

（12）监测体液和电解质状态。必要时，每4~8h评估患者的肠鸣音。

（13）使用翻身床俯卧位治疗前，避免饱腹。俯卧位治疗时，避免使用分次注入鼻饲法。

（14）出现堵管，首先应负压抽吸，尽可能把管道残留的营养液抽吸出来，然后温水正压冲洗，必要时在管腔抽吸呈负压状态时，往管腔注入可乐/碳酸氢钠溶液，通过可乐/碳酸氢钠的酸化作用溶解软化堵塞物，并释放CO_2产生正压冲击堵塞物，保留30～60min后观察管腔是否通畅。两种方法交替使用，不可直接正压推注。

（马焕霞）

第三节　中心静脉置管护理配合技术

重症烧伤患者往往存在浅静脉破坏，在救治过程中，需长时间置入中心静脉导管，进行纠正低血容量性休克、稳定机体内环境治疗，同时用于血流动力学监测、输液、输血、胃肠外营养支持。

一、适应证

烧伤面积大外周静脉穿刺困难、长期输液治疗、大量快速扩容通道、胃肠外营养治疗等。

二、用物准备

静脉切开包、中心静脉导管、2%葡萄糖酸氯己定醇皮肤消毒液、一次性手术衣、外科手套、无菌弯盘、无菌棉球、止血钳、注射器、无菌方纱、2%利多卡因注射液、0.9%氯化钠注射液、无菌治疗巾，如图12.3.1。

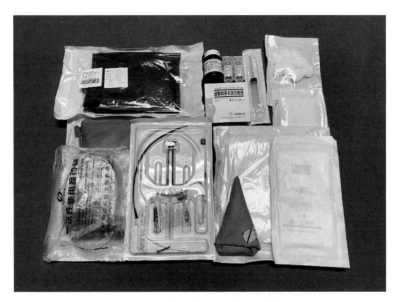

图12.3.1 中心静脉置管用物准备

三、操作程序

1．评估

（1）患者的病情、意识、合作程度、心理状态、年龄、体形等。

（2）穿刺部位皮肤情况。

（3）环境。

2．实施

（1）根据置管部位摆放合适体位。

（2）准备好穿刺用物，合理放置物品。

（3）初次消毒皮肤后，协助医生穿一次性手术衣。

（4）再次消毒皮肤，最大无菌屏障铺无菌治疗巾。

（5）协助医生进行局部麻醉。

（6）置管成功后接补液。

（7）协助医生固定导管。

（8）整理用物。

四、关键环节

（1）遵循职业防护和无菌技术操作原则。

（2）严格进行置管操作的双人安全核查。

（3）经创面置管者，使用缝线固定，穿刺点予暴露。

（4）置管完毕后，在X线下确认导管尖端位置。

（5）观察穿刺点有无渗血、渗液，穿刺部位周围皮肤有无压痛、肿胀、过敏等。

（6）贴膜注意以下技巧：无张力垂放（单手持膜）、敷料中央对准穿刺点、贴膜区域无菌干燥、塑形、抚压整块敷料、排出空气、边撕边框边按压。

（罗雁如）

第四节 经外周静脉置入中心静脉导管操作技术

经外周静脉置入中心静脉导管（PICC）操作技术是一种将中心静脉导管通过外周静脉放置的一种治疗方法。重度烧伤患者输液一直是烧伤护理工作中较难解决的问题，由于烧伤患者输液量大，输液时间长，液体种类多，但患者穿刺困难，输液通道难维持，临床大多采用深静脉置管，但深静脉导管感染又是烧伤脓毒症抢救失败的重要原因。而PICC具有创伤小、并发症少、静脉留置时间长等优点，已成为中长期输液患者的重要输液通道之一，极大减少了频繁静脉穿刺给患者带来的痛苦，可长期用于抗生素输注、肠外营养支持等。

一、用物准备

PICC穿刺包、PICC导管、皮尺、止血带、注射器、0.9%氯化钠注射液、外科手套、无菌治疗巾、酒精、消毒液、透明敷料/水胶体/泡沫敷料等新型敷料。

二、操作程序

1．评估

（1）患者病情、意识、生命体征、合作程度、心理状态。

（2）穿刺点及其周围皮肤情况。

（3）环境。

2．实施

（1）协助患者取平卧位或半卧位，充分暴露穿刺部位。

（2）确定置管静脉。

（3）测量导管置入长度，上臂外展与躯干呈90°，测量长度为从预穿刺点至右胸锁关节再向下反折至第三前肋间隙距离减去1~2cm。

（4）测量臂围，分别测量双侧肘上10cm处上臂臂围。

（5）消毒穿刺部位，铺无菌治疗巾，建立最大无菌屏障，穿手术衣，戴外科手套。

（6）按照测量好的置管长度修剪导管。

（7）预冲PICC导管及套件。

（8）扎止血带。

（9）施行静脉穿刺。

（10）撤出针芯。

（11）送入导管。

（12）撤出导入鞘。

（13）撤出支撑导丝。

（14）安装连接器。

（15）冲洗导管。

（16）安装输液接头，抽回血，见回血后脉冲式冲洗导管。

（17）固定导管。

（18）胸部正位X线片检查确定导管头端位置。

三、关键环节

（1）烧伤病房细菌量较高，尤其在换药后，因此穿刺前病房先开窗通风30min，或使用空气净化器消毒降低病室的细菌量再穿刺。

（2）穿刺过程中，尽量不中断烧伤患者原静脉通路中的输液，以免穿刺时间过长引起患者循环血量不足，如患者在穿刺侧有颈内静脉穿刺，宜先拔除颈内静脉导管，给予外周静脉注射，再进行PICC穿刺，以免PICC导管进入颈内静脉。

（3）置管静脉首选贵要静脉，其次为肘正中静脉、头静脉。

（4）创面上进行穿刺时，可用碘伏或聚维酮碘等消毒剂先湿敷再消毒。

（5）因烧伤敷料包扎无法计数，采取穿刺点至右胸锁关节内侧缘的长度再加6cm作置管长度。

（6）植皮术后，瘢痕增生，肩颈部瘢痕挛缩，不能配合肢体外展、转头的动作，置管时可采取半坐卧位，专人协助肢体外展制动。

（7）皮肤有瘢痕，穿刺针不易进入皮肤，可采用边旋转边用力进针。

（8）患者皮肤凹凸不平，超声探头不能垂直皮肤，皮肤涂上导电糊后光滑，探头不易固定，可采用边进针边调整超声探头的方式，以便在超声直视下进针。

（9）每天监测置管侧肢体的臂围及置管静脉走向皮肤的变化。

（潘建华）

第五节 全胃肠外营养输注（经中心静脉）操作技术

重度烧伤患者热量消耗大量增加，且烧伤引起的高代谢反应远高于其他创伤或危重病引起的高代谢反应，营养供应不及时会使患者创面愈合延迟、感染易感性增加、导致MODS甚至死亡。因此有效的营养支持，不仅可以促进创面愈合、缩短病程、减少并发症，还对预防和控制感染、降低烧伤病死率等有十分重要的作用。临床上对于无法正常进食的患者多采用全胃肠外营养输注来维持营养。全胃肠外营养输注是指仅经静脉途径输注营养液来供应患者所需要的全部营养要素，包括碳水化合物、脂肪乳剂、必需氨基酸和非必需氨基酸、维生素、电解质及微量元素。

一、适应证

大面积烧伤，严重复合伤，感染，严重营养不良、蛋白质热量缺乏性营养不良，胃肠功能障碍，无法耐受肠内营养。

二、禁忌证

严重的代谢紊乱。

三、用物准备

肠外营养液、0.9%氯化钠注射液、输液器、碘伏、无菌棉签、快速手消毒凝胶、防外渗标识。

四、操作程序

1. 评估

（1）患者的病情、意识、合作程度、心理状态。

（2）营养状态。

（3）中心静脉导管情况。

（4）肠外营养液。

2. 实施

（1）用0.9%氯化钠注射液冲管。

（2）输注肠外营养液，悬挂防外渗标识。

（3）输注速度以每分钟不超过60滴为宜，24h内输完。

（4）输注过程中每4h用0.9%氯化钠注射液20mL冲管1次，预防中心静脉管道堵塞。

（5）输注结束后用0.9%氯化钠注射液冲管后，封管。

五、关键环节

（1）肠外营养液现配现用，尽量选择单管道。

（2）使用输液泵匀速输注。

（3）为防止胰岛素吸附聚集引起营养液比重失调及低血糖，输注过程中应定时摇匀营养液。

（4）保持管道密闭、通畅，防止液体中断或导管脱出，防止发生空气栓塞。

（5）输注过程中观察患者的反应。

（6）严密监测患者血糖、电解质、生化指标。

（7）注意观察中心静脉置管穿刺处皮肤有无红肿，置管部位的敷料有无潮湿或渗血、导管性脓毒症等感染性并发症。

（罗雁如）

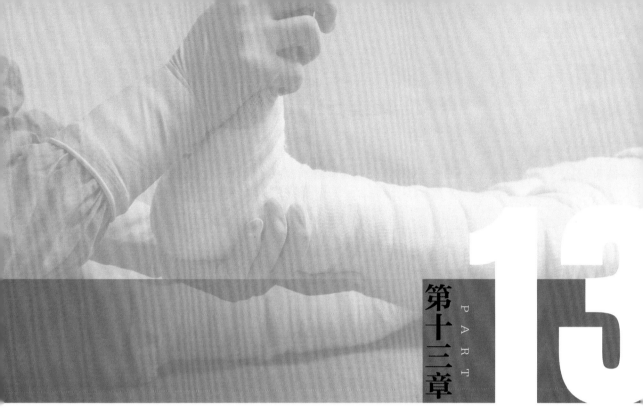

PART

第十三章 重症烧伤康复介入

13

第一节 早期功能体位摆放技术

烧伤后由于创面疼痛存在，患者往往采取个人舒适的体位并保持不动，而舒适体位往往是肢体挛缩的体位，应帮助患者采取正确的体位摆放。早期烧伤功能体位摆放是为保持烧伤患者关节活动范围，使烧伤处部位摆放在即将挛缩组织的相反平面和方向上，预防肢体瘢痕挛缩，减轻水肿，减少疼痛。体位摆放应从受伤后开始并贯穿治疗始终。

体位摆放的实施应因地制宜，可利用枕头、泡沫垫、棉垫、矫形器等一切可以利用的辅助器具来帮助维持体位。

一、用物准备

纱布卷、各种枕头（头枕、肩后枕、腋窝枕、翻身枕、手枕、腿间枕、顶足枕、三脚架）、矫形器，如图13.1.1。

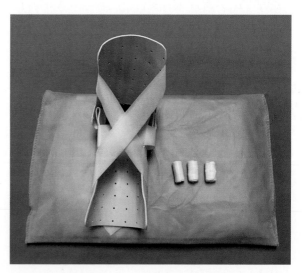

二、操作程序

1. 评估

（1）患者的病情、意识、生命体征、疼痛、合作程度、心理状态、大小便情况。

图13.1.1 体位摆放用物准备

（2）患者的烧伤部位、面积、深度、包扎情况。

（3）患者的四肢肌力、关节活动、肢体形态及所配置的矫形器等。

（4）环境。

2.实施

（1）颈部烧伤。①颈前部烧伤：去枕，并在肩后垫一小薄枕，使颈部充分后伸，如图13.1.2。②颈后部烧伤：使颈略前屈防止颈后挛缩。③两侧烧伤：颈部保持中立位。

（2）腋部、胸部、背部、上臂烧伤。肩关节充分置于伸展位，外展90°，如图13.1.3，预防上臂与腋部及侧胸壁创面粘连和瘢痕挛缩，同时上肢水平内收15°~20°，防止过度牵拉臂丛神经造成神经损伤。

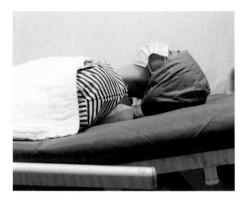

图13.1.2 颈部后伸位

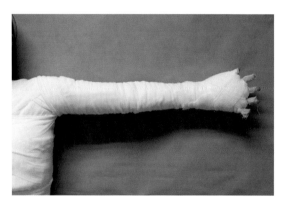

图13.1.3 肩关节外展

（3）肘部烧伤。①屈侧烧伤：肘关节应置于伸展位，如图13.1.4。②伸侧烧伤：肘关节应屈曲70°~90°，如图13.1.5。③肘部环形烧伤，以伸直位为主，并采取伸直位、屈曲位交替进行摆放，前臂保持中立位或旋后位，仰卧时掌心向上。

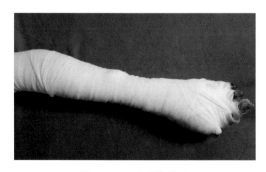

图13.1.4 肘关节伸直

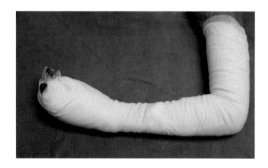

图13.1.5 肘关节屈曲

（4）手腕部烧伤。①手背烧伤：腕关节保持掌屈位，如图13.1.6。②手掌或全腕烧伤，腕部以背伸为主。③全手烧伤应保持手功能位或抗挛缩位：拇指外展对掌位、腕关节微背伸、掌指关节自然屈曲50°~70°、指间关节伸直，各指间放置纱布卷防止指蹼粘连，必要时可采用矫形器固定。

（5）臀部及会阴烧伤。应保持伸直位，双下肢充分外展，如图13.1.7。

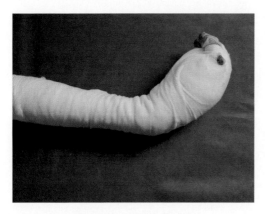
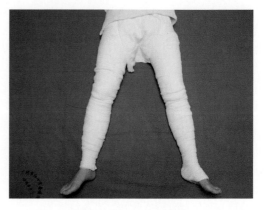

图13.1.6　腕关节掌屈位　　　　　　　　　　　图13.1.7　双下肢外展

（6）膝部烧伤。①伸侧烧伤：膝部垫沙袋，微屈10°～20°。②屈侧烧伤：膝关节保持伸直位，如图13.1.8，必要时用矫形器伸直位固定。

（7）踝部烧伤。应保持中立位，踝关节背伸90°，如图13.1.9，有条件者使用踝足矫形器。

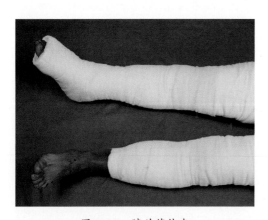
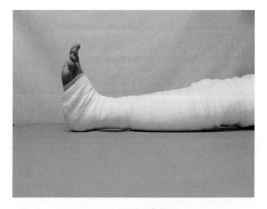

图13.1.8　膝关节伸直　　　　　　　　　　　图13.1.9　踝关节背伸90°

三、关键环节

（1）如果不能按要求摆放，则摆放于功能位，最终应依据患者的病情去执行各种体位。

（2）若患者肢体活动能力逐步恢复，要鼓励患者尽量进行关节各个方向的活动，患者睡眠和卧床休息时将患者肢体按要求摆放。

（3）创面未愈合的关节部位，不应过度牵伸，影响创面的修复。

（曹小霞）

第二节 早期关节被动运动技术

被动运动是一种用来维持关节活动度，牵伸组织的训练方式，它几乎不需要患者消耗能量，用来保持关节运动和润滑，它可以增强肢体本体感觉、刺激屈伸反射、放松痉挛肌肉、促发主动运动，同时牵张挛缩或粘连的肌腱和韧带，维持或恢复关节活动范围，为进行主动运动做准备。被动关节运动时应该柔和、缓慢，以避免过度活动关节，造成不必要的损伤。

一、适应证

烧伤患者意识障碍、严重药物治疗、关节活动度下降、病情危重、瘢痕挛缩等导致主动活动受限。

二、禁忌证

深静脉血栓、筋膜室综合征、新鲜的皮肤移植、暴露关节、近端指间关节处肌腱暴露、血栓性静脉炎等。

三、用物准备

检查手套、隔离衣，如图13.2.1。

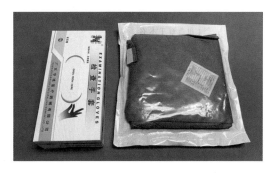

图13.2.1 关节被动运动用物准备

四、操作程序

1．评估

（1）患者的病情、意识、生命体征、疼痛、合作程度、心理状态、大小便情况。

（2）患者的烧伤部位、面积、深度、包扎情况。

（3）患者的四肢肌力、关节活动、肢体形态。

（4）环境。

2．实施

（1）头颈部：一手托患者下颌，另一手托枕后，辅助其前屈后伸运动，颈部前屈至末端时，枕后手轻下压做牵伸，如图13.2.2；后伸时下颌手轻上抬，如图13.2.3；一手托患者下颌，另一手托患者头顶，辅助其左右侧屈（图13.2.4）、左右旋转（图13.2.5）运动。

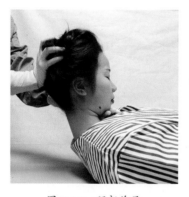

图13.2.2　颈部前屈

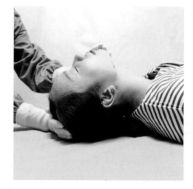

图13.2.3　颈部后伸

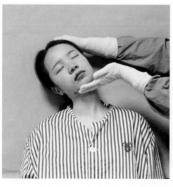

图13.2.4　颈部侧屈

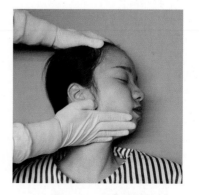

图13.2.5　颈部旋转

（2）肩关节：前屈运动，一手握腕关节，另一手托肘部，双手将手臂沿矢状面向上抬，在肘关节伸展状态下完成肩关节前屈45°～90°，如图13.2.6；后伸运动，患者取俯卧位或侧卧位，一手握腕关节，另一手托肘部，向后方抬10°～15°，如图13.2.7；水平外展运动，一手握腕关节，另一手托肘部，在肘关节伸直状态下，完成肩关节外展10°～35°，如图13.2.8。

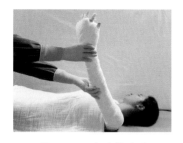
图13.2.6 肩关节前屈

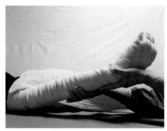
图13.2.7 肩关节后伸

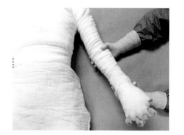
图13.2.8 肩关节外展

（3）肘关节：屈伸运动，一手握腕关节，另一手托肘部，完成肘关节屈伸运动，如图13.2.9；前后旋转运动，一手握腕关节，另一手固定屈曲状态的肘部，协助患者做掌心向下（旋前，如图13.2.10）、掌心向上（旋后，如图13.2.11）的动作。

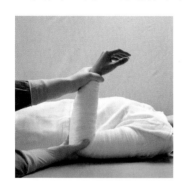
图13.2.9 肘关节屈曲

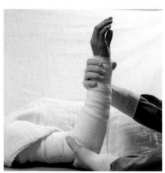
图13.2.10 肘关节旋前

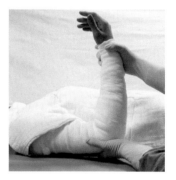
图13.2.11 肘关节旋后

（4）腕关节：一手固定腕关节，另一手固定于手背或手掌下端，进行腕关节屈伸（图13.2.12）、侧屈（图13.2.13、图13.2.14）、旋转运动。

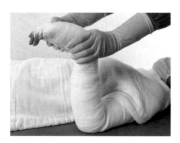
图13.2.12 腕关节屈曲

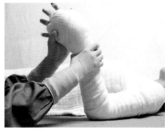
图13.2.13 腕关节侧屈1

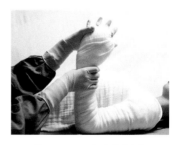
图13.2.14 腕关节侧屈2

（5）手指关节：屈曲运动，将左手放在患者左手背上，另一手托住腕关节，让患者左手跟着一同完成抓握动作（右手同理），如图13.2.15；伸直运动，一手托住腕关节，另一手握住四指掌侧，完成手指伸直动作，如图13.2.16；指蹼运动，握住患者指蹼两侧手指远端，轻柔地向两侧拉开，再将指尖放置在指蹼上，轻揉按摩。

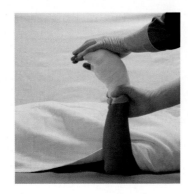 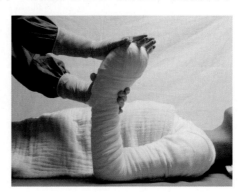

图13.2.15　抓握动作　　　　　　　图13.2.16　手指关节伸直

（6）髋关节：前屈、外展运动，一手托住腘窝，另一手托住足跟，双手将大腿沿矢状面向上抬，在膝关节伸展状态下完成髋关节屈曲15°～20°，如图13.2.17；在髋关节轻微屈曲状态下，完成髋关节外展10°～35°，如图13.2.18；内外旋转运动，一手固定于膝关节上方，另一手固定于踝关节上方，完成下肢轴位旋转5°～10°；后伸运动，取俯卧位或侧卧位，一手握踝关节，另一手托住膝关节，用前臂托住小腿用力向上抬，伸展髋部10°～15°，如图13.2.19。

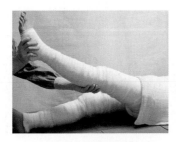 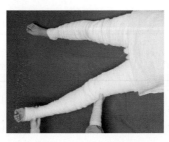 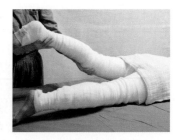

图13.2.17　髋关节前屈　　　　图13.2.18　髋关节外展　　　　图13.2.19　髋关节后伸

（7）膝关节：一手托住腘窝，另一手托足跟，完成膝关节屈曲（图13.2.20）、伸直（图13.2.21）运动。

（8）踝关节：背屈运动，一手固定踝关节上方，另一手握足跟，朝头部方向推压足底，做背屈运动，如图13.2.22；关节跖屈运动，一手放在足背，另一手握足跟，下压足背，同时将足跟上提做跖屈运动；旋转运动，背屈、内翻（图13.2.23）、跖屈

（图13.2.24）、外翻（图13.2.25）。

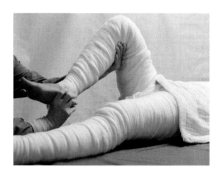

图13.2.20 膝关节屈曲

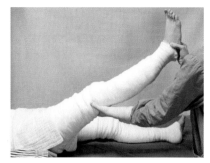

图13.2.21 膝关节伸直

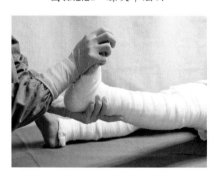

图13.2.22 踝关节背屈

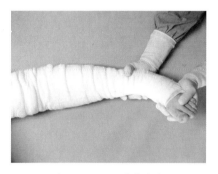

图13.2.23 踝关节内翻

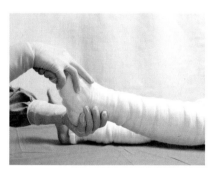

图13.2.24 踝关节跖屈

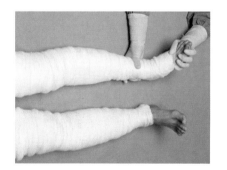

图13.2.25 踝关节外翻

五、关键环节

（1）注意患者的生命体征，询问患者感受，适当调整时间及强度。

（2）所有关节运动，都应在无痛或微痛感受下进行，动作轻柔和有节奏。

（3）在关节活动末端，停留6~10s，做牵伸，勿过度伸展关节。

（4）早期开始，一般在发病后的2~3天内进行。

（5）各关节运动方向10～20次/组，每天至少2组。

（6）病情缓解后由被动改为主动辅助训练，再改为主动训练。

（曹小霞）

第三节 矫形器应用技术

　　矫形器是在人体生物力学的基础上，作用于人体四肢或躯干，以保护、稳定肢体，预防、矫正肢体畸形，治疗骨关节、神经与肌肉疾病及功能代偿的体外装置。烧伤早期主要用于保护及协助肢体摆放，以促进组织愈合、预防挛缩和畸形。烧伤中期主要用于对抗挛缩、改善关节活动度，最大限度地恢复肢体功能。烧伤后期多用于矫正畸形。

一、用物准备

　　矫形器，如图13.3.1、图13.3.2、图13.3.3、图13.3.4、图13.3.5。

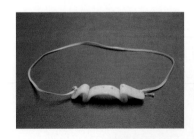
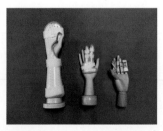
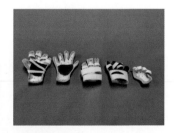

图13.3.1　口部矫形器　　　　图13.3.2　静态手部矫形器1　　　图13.3.3　静态手部矫形器2

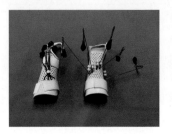
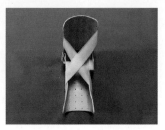

图13.3.4　动态手部矫形器　　　　图13.3.5　足部矫形器

二、操作程序

1．评估

（1）患者的病情、意识、生命体征、合作程度。

（2）烧伤部位、面积、瘢痕、关节活动、肢体形态。

2．实施

（1）口部矫形器：将口部矫形器

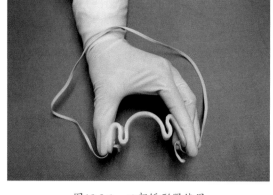

图13.3.6　口部矫形器使用

的矫形瓣靠拢，如图13.3.6，两瓣经口角插入口腔前庭颊部，牵拉两口角，使患者口部保持在适当的张口位。

（2）颈部矫形器：常用的有软性颈托和硬性颈托。软性颈托通常用于组织较为脆弱但又需要维持颈部于良好位置时，其特点为容易使用和调整，较舒适，但对瘢痕的控制效果不明显。硬性颈托可提供硬性支持，可用于控制瘢痕增生，缺点为较硬且不舒适，可能会引起水疱或皮肤发白、破损和创面恶化。

（3）肩外展矫形器：在烧伤早期可使用肩外展矫形器将肩关节固定于外展90°，水平内收10°。如肩关节已发生挛缩，则使用矫形器将肩关节固定于最大外展位并稍前屈10°。

（4）肘部矫形器：肘屈侧烧伤，则将肘关节固定在伸展位；肘伸侧烧伤，则应将肘关节固定于屈曲位。若已发生挛缩，则应使用可调式肘矫形器将肘关节固定于最大矫正位，以提供持续矫正力。

（5）腕手部矫形器佩戴：打开腕手矫形器上的固定粘扣佩戴于患者，将每个位置的魔术贴予以固定。前臂中段处固定的牵拉带穿过同侧手掌外侧的环扣，折叠后再穿过前臂末端的环扣，将患者腕关节背伸角度牵拉至可承受的最大角度即可，即患者感觉有微痛感时停止牵拉，再固定在原捆扎带上带有魔术贴的位置即可。

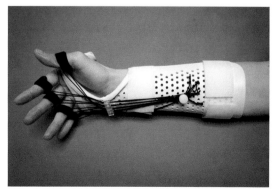

图13.3.7　动态掌指牵伸矫形器

（6）手掌侧烧伤的矫形器：动态掌指牵伸矫形器。借助弹性装置患者可进行掌指关节主动屈曲、被动伸展的运动。使用时矫形器的固定支架通过固定束带佩戴在手背处，然后将五指挂接在指环套内即可，如图13.3.7。

（7）手背侧烧伤的矫形器：静态手保护位矫形器，手背侧烧伤的挛缩会向爪形手发展，烧伤后手的基本位置是用保护位矫形器将手固定于抗畸形的位置，如图13.3.8，患者在除了处理伤口和被动活动等治疗之外的所有时间都要坚持使用静态矫形器。动态屈曲矫形器，以功能位手矫形器为基础结构，腕关节维持伸展15°~25°，辅助屈曲的动力施加在掌指关节。使用指环套套在近端指间关节，通过皮筋的弹性辅助掌指关节屈曲，其牵拉力的方向指向腕舟骨，并保持与近端手指垂直，以获得较大的牵伸力，同时使牵拉部位受力均匀，掌指关节可主动背伸运动；辅以牵拉力下的被动屈曲运动，指间关节自主运动，如图13.3.9。

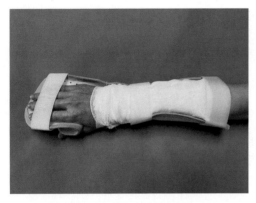

图13.3.8　静态手保护位矫形器

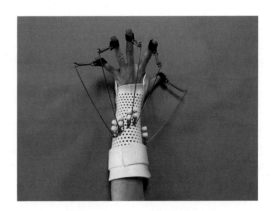

图13.3.9　动态屈曲矫形器

（8）手指矫形器：手指伸进即可佩戴，允许手指屈或伸（如图13.3.10），或限制其屈或伸的运动（如图13.3.11）。

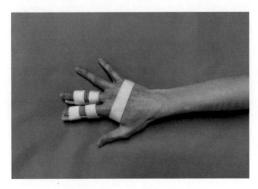

图13.3.10　手指矫形器1

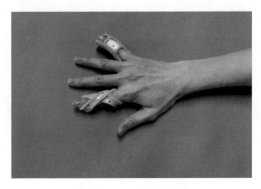

图13.3.11　手指矫形器2

（9）髋部外展矫形器佩戴：将患者大腿分别置入自制髋外展矫形器两固定腔中，于中下段固定，根据患者会阴部瘢痕挛缩程度或髋外展角度45°～60°，调节圆柱撑杆的长度，直至患者有牵拉感。用松紧带调节固定大腿的固定腔。

（10）膝部矫形器：膝部后侧烧伤，早期宜将膝关节固定在伸直位，防止因瘢痕挛缩致膝部屈曲畸形，影响行走；膝前部烧伤，宜将膝关节置于屈曲位，根据患者的功能情况逐渐调整屈曲角度。

（11）踝足部矫形器佩戴：打开足底和小腿支撑部分毛面魔术贴及两侧牵拉带，将患足戴上矫形器，再闭合毛面魔术贴，固定好足背及小腿。两侧牵拉带依次穿过同侧足底及小腿，支撑部分上的口字扣缓慢将患足牵拉至患者能承受的最大限度，牵拉带末端钩面魔术贴粘在毛面魔术贴上，每天评估患者足部牵拉痛感，据此调整魔术贴的粘贴位置。

三、关键环节

（1）佩戴矫形器时，注意随时观察、评估、调整，防止局部皮肤擦伤或压伤至破损。

（2）矫形器越早介入治疗效果越好，在创面愈合后瘢痕形成前开始应用最好。

（3）尽量全天佩戴矫形器，若需间断，每次不超过半小时，最少佩戴3～6个月。

（4）应注意保持卫生，定期使用常温流动清水清洗。

（5）踝足部烧伤早期，可使用静态踝足矫形器，将踝关节固定于功能位。对于已出现趾曲、内翻的情况，可在夜间佩戴动态踝足矫形器，将踝足固定于最大矫正位，用以提供持续矫正力。日间佩戴补高踝足矫形器，用体重牵拉挛缩的踝关节。

（曹小霞）

第四节　深静脉血栓预防与管理技术

深静脉血栓（deep vein thrombosis，DVT）是一种常见的血管疾病，其形成是由于血液在深静脉内不正常凝结、阻塞静脉管腔，导致静脉回流障碍。烧伤危重患者是该病的高危人群，DVT发病率呈逐年上升的趋势，轻者可致残，重者可引发肺栓塞，甚至导致患者死亡，严重影响患者疾病的预后和生活质量。如何预防DVT的发生并减少其对患者健康的危害，是烧伤科护理重点关注的问题之一。

一、适应证

烧伤后血流瘀滞（如烧伤后血浆蛋白渗出导致血液浓缩，血流速度减慢，纤维蛋白形成，伤后长时间卧床、术后卧床等）、血液高凝状态（严重烧伤后导致凝血机制障碍）、血管损伤（如烧伤、电击伤直接损伤血管，反复静脉穿刺以及深静脉导管置入术损伤血管等）。

二、用物准备

评估量表（Caprini血栓风险评估量表、Wells量表、Autal DVT风险评估量表等）。

三、操作程序

1．评估

（1）患者病情、意识、生命体征、活动能力、合作程度、心理状态。

（2）年龄、生活习惯、用药史、输血史、既往史。

（3）实验室检查结果。

（4）外周循环评估，如检查外周脉搏、水肿、毛细血管再充盈、颜色及四肢温度等。

（5）评估有无Homans征，即直腿伸踝试验。Homans征阳性提示小腿深静脉血栓形成。

2．实施

深静脉血栓的预防：

（1）长期卧床者，抬高下肢20°～30°，使其高于心脏水平，促进静脉回流，如图13.4.1。

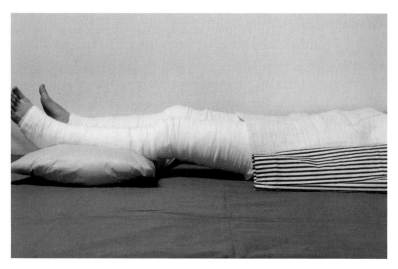

图13.4.1 预防深静脉血栓体位

（2）每2h改变患者体位1次，不能在腘窝处放置软枕，避免长时间肢体下垂。

（3）协助患者进行主动或被动肢体运动。

（4）增加活动量，鼓励患者深呼吸、咳嗽、咳痰，患者病情允许尽早下床，指导患者不要交叉双腿。

（5）可使用抗血栓弹力袜及气压治疗，每8h松开抗血栓弹力袜15~20 min。四肢烧伤患者，可适当进行加压包扎。

（6）尽量避免下肢穿刺。

（7）根据医嘱，预防性给予小剂量抗凝药和（或）抗血小板药（如肝素、阿司匹林等）。用药时注意观察出血征象，监测凝血功能。

（8）衣着舒适，避免穿着紧身衣。

（9）指导患者低盐、低脂饮食，积极控制血压和血脂。

（10）病情允许时指导患者多饮水（注意心脏负荷），降低血液黏稠度。

（11）鼓励患者戒烟、戒酒。

（12）预防便秘，适当服用缓泻剂。

深静脉血栓的管理：

（1）应绝对卧床休息1~2周。

（2）患肢禁止按摩、热敷或剧烈运动，健肢进行主动或被动活动。

（3）患者可采取平卧位，上身抬高15°，患肢抬高25°，膝关节屈曲15°，避免膝下垫枕及屈髋，如图13.4.2。

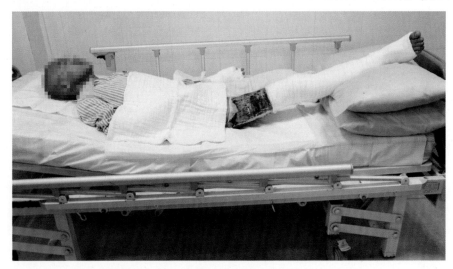

图13.4.2 体位

（4）每班评估腘动脉及足背动脉搏动、下肢皮肤颜色、Homans征、双侧腿围、双下肢肿胀情况、疼痛及皮肤温度等。

（5）观察患者有无出现呼吸困难、紫绀、胸痛、咳嗽、恐惧等肺栓塞症状，需警惕肺栓塞的可能，应立即配合医生积极处理。

（6）遵医嘱准确使用溶栓、抗凝治疗，在用药期间，监测患者凝血功能，注意观察患者有无出血征象。拟行烧伤手术者，围手术期遵医嘱停用抗凝药物。

（7）指导患者合理饮食，多吃新鲜蔬菜、水果，多饮水，避免大便干结，保持大便通畅，以防止便秘增加腹压影响下肢静脉回流。

（8）待患肢水肿明显减轻后，应适度活动，增加肌肉收缩，加速静脉回流，防止新的血栓形成。

（9）根据患者病情需要选择合适的辅助检查定期复查，如多普勒超声检查、CT、MRI或静脉造影。

四、关键环节

（1）烧伤患者应早期进行肢体功能锻炼，关节无法活动时可进行肌肉等长运动及被动运动。

（2）定时、定位置测量双下肢同一平面的周径并记录。大腿周径测量选择在髌骨上缘上10cm处，小腿周径测量选择在髌骨下缘10cm处，并做好标记。如患肢周径不断增加，说明静脉回流受阻；患肢颜色加深、皮温升高，提示出现栓塞，应及时通知医师积极处理。

（3）使用溶栓、抗凝治疗时出血的观察：观察患者创面渗血情况，皮肤、口腔、牙龈、鼻腔有无出血；注射部位、穿刺部位的出血、淤血情况；另外还要观察有无血尿、黑便情况；听取患者的主诉，观察患者有无头痛、恶心、呕吐、视力模糊、意识障碍等脑出血症状。

（4）肺部血栓的管理：予氧气治疗，必要时气管插管行机械通气治疗，改善氧合和通气功能；监测动脉血气分析，评估影响组织氧合的因素，如PaO_2、SaO_2、Hb和CO等；D-二聚体、酸碱平衡等实验室指标的变化；评估胸痛情况，如强度、部位、放射部位、持续时间、诱因和缓解因素。

（韦静）

第五节 创伤后心理干预技术

烧伤是最为常见的创伤之一，其突发性、严重性、迁延性等创伤特点所致个体自我形象完整性的破坏和躯体功能残障等，极易使伤者在烧伤早期、治疗和康复过程中出现情绪、行为和认知等的异常心理反应。患者的心理症状可呈现从轻度（如恐惧、悲伤、担忧、缺乏自信等）到严重（如抑郁、焦虑、谵妄、创伤后应激障碍等）的差异，阻碍其后续的康复进程，造成永久性身心残疾。

因此，这也给烧伤护理工作者提出了更高的要求，使我们的护理工作不再局限于以往的以疾病为中心的传统医学模式，而是更加注重患者的心理干预，做到心理-生理-社会为一体的新的整体护理模式，以提高患者的生活质量和社会工作能力。

一、用物准备

各类心理评估量表，如焦虑自评量表、抑郁自评量表、精神症状自评量表、汉密尔顿抑郁量表、汉密尔顿焦虑量表、抑郁流行病学调查量表、烧伤健康状况自评量表、大体评定量表、生活质量指数量表、生活满意指数量表等。

二、操作程序

1．评估

（1）患者的病情、意识、生命体征、合作程度、认知能力。

（2）既往史、用药史。

（3）社会支持、家庭支持、经济状况。

（4）心理状态。

2．实施

（1）药物治疗：对创伤后应激障碍、焦虑抑郁恐惧、烦躁不安患者，可以使用5-羟色胺再摄抑制剂及苯二氮䓬类药物；对出现精神病性症状（幻觉、妄想）的患者可以小剂量使用抗精神病药物。确保患者服药到口。

（2）认知行为干预：通过认知和行为技术来矫正患者的不良行为的一种心理治疗方法。医护人员应让患者及其家属掌握一些与疾病相关的知识，有助于患者进行自我护理，缓解和消除因认知缺乏导致的心理问题。

（3）转移注意力：根据患者的习惯爱好，使用多种方法，在医院允许的时间和空间内，让患者尽情表达各自的兴趣爱好。

（4）音乐疗法：通过产生情感效应、心身效应来调整人的精神状态和心理状态。

（5）放松训练：通过一些固定的程序使人身体放松，从而达到心理上的松弛，有静默松弛反应、自发训练、渐进式放松训练等。

（6）宣泄疏导治疗：当患者有不良情绪时，医护人员要善于疏导，让其将不良情绪发泄出来，并给予理解、支持和关心，启发患者运用循序渐进的方式接受现实，以积极的心态面对人生。

（7）社会支持：医务人员要做好患者家属、同事和朋友的工作，让他们去关心支持患者，使患者处在较好的社会氛围中，并保持良好的心情积极配合治疗。必要时可以对患者的家庭和朋友进行相关的培训。

（8）成立非营利性的团体：与烧伤有关的非营利性团体，可能给烧伤患者及家属提供组织上的支持，让他们互相学习。提供定期的聚会和交流，让烧伤后已恢复的患者介绍自己的经验，鼓励其他患者树立坚定的信念和战胜疾病的勇气。

（9）出院后的随访：出院的患者或多或少有心理或情感的问题，并希望能得到医务人员的帮助，其中追踪个别访谈与心理咨询是患者乐于接受和最有效的两种方式。

三、关键环节

（1）针对不同患者、不同年龄阶段、不同时期产生的不同的心理反应，进行对应的心理分析和护理，采取不同的护理措施。

（2）针对小儿可通过非语言性护理，增强亲切和信任感，以减轻对家长的依赖，增强对护士的信赖，多用鼓励性、赞扬性语言。

（3）针对青年患者可尽量把此类患者安排在同一病室，同龄人有共同兴趣爱好，可激发生活乐趣，消除恐惧感及孤独感。

（4）针对中年患者可鼓励他们充分发挥主观能动性，正确对待疾病，配合治疗。同时与其家属、朋友工作单位密切配合，取得他们的支持，减轻患者的心理负担，消除后顾之忧。

（5）针对老年患者，护士在称呼上、言行上应该有尊敬之意，要有意识地告诉家人多来探视，调节病室气氛，减轻患者身体及心理压力。

（6）根据患者的个人爱好，满足患者在住院期间的娱乐及消遣，如听音乐、读书看报、看电视、看手机、玩游戏机等，可缓解患者的一些不良情绪。

（7）对于有自杀倾向的患者，私藏药品、利器等危险物品予以没收，并关好门窗，防止意外，请患者家属配合，并进行24h陪护，加强心理疏导，掌握心理动态。

（韦静）

特殊原因、特殊部位、特殊人群烧伤相关护理技术

第一节 电击伤护理技术

电击伤是指人体与电源直接接触后电流进入人体，电在人体内转变为热能而造成大量的深部组织如肌肉、神经、血管、内脏和骨骼等的损伤。高压电烧伤后，深部组织坏死，体液大量渗出，造成筋膜下水肿，应随时做好筋膜切开减压护理配合技术和继发性出血止血方法及抢救护理。

一、用物准备

驱血带、沙袋、静脉切开包、绷带、灼伤纱、检查手套，如图14.1.1。

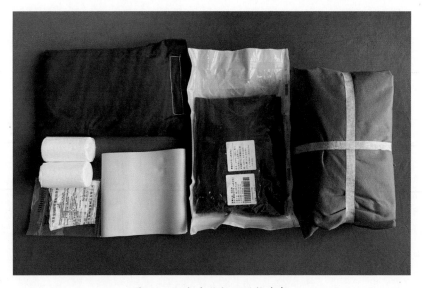

图14.1.1　电击伤护理用物准备

二、操作程序

1．评估

（1）患者的病情、意识、生命体征、合作程度、心理状态。

（2）患者创面情况、肢端血运及皮温、麻木、肿胀情况。

（3）患者接触的电压、接触时间、高处坠落情况。

2. 实施

（1）建立1～2条静脉通道，根据病情及尿量调整输液速度、种类，晶体、胶体、水分交替滴入。

（2）床边心电监护，监测生命体征。若患者受伤时有心脏骤停复苏史、早搏者要密切观察患者心率及心律。

（3）有昏迷史者，严密观察患者神志、瞳孔变化，结膜是否异常，有无定向障碍，及肢体有无异常变化。

（4）早期创面不宜包扎，应采用暴露疗法。

（5）观察创面深度、肢体肿胀程度、肢体循环及皮肤颜色的变化。予抬高患肢，主动询问患者患肢有无麻痹、胀痛等情况。肢体肿胀严重时，及时报告医生，尽早切开减压，改善肢体远端血液循环。

（6）患者床旁备止血带、无菌棉垫、静脉切开包、无菌手套，以防继发性出血时能够快速地做好止血和抢救护理配合。

三、关键环节

（1）由于电击伤较深，渗出液较多，因此早期液体复苏量应在一般烧伤的基础上根据具体病情予以增加和调整。

（2）密切观察尿的颜色、比重、尿量的变化，严重电击伤常伴有血、肌红蛋白尿，应定时留取做尿常规及尿生化检查，如出现尿量少，血红蛋白尿，应该加大输液量，成人每小时尿量50～100mL，及早使用脱水利尿剂，如20%甘露醇，以预防脑水肿、肺水肿的发生，同时也有利于肌红蛋白和血红蛋白排出。使用碱性药液如5%碳酸氢钠，纠正酸中毒，防止血红蛋白或肌红蛋白在肾小管内沉淀而阻塞肾小管，从而减少对肾功能的损害。

（3）筋膜切开减压术不仅是治疗措施，也是一个重要的可靠的诊断手段，有助于判断是否有截肢的必要或截肢的平面及手术时机。

（4）对可能发生出血的患肢，应暴露，以便及时观察。

（5）护士应该加强巡视，并提醒家属注意配合。一旦出血，尽快应急处理，同时告知医生，予无菌纱布加压包扎。

（6）使用负压引流治疗的患者，注意保持引流通畅及有效。

（7）残端肢体护理。

①残端护理：术后24h要严密观察伤口渗血渗液情况，床边备驱血带，如有动静脉结扎不牢或松脱出血时，及时上驱血带，紧急止血。②肢体残端要适当垫高，以防出血，减轻肿胀。③肢体残端末段接注射器引流，密切观察引流液的性质、量、色，妥善固定，定时更换及记录引流量。④截肢后患者常会出现肢感和幻肢痛，向患者耐心讲解其表现及病因，做好心理护理。⑤早期活动可以预防残端关节及肌肉的挛缩，术后3~4天开始进行防止截肢残端肌肉挛缩训练，肌力良好者可进行抗阻训练，以增强截肢术后保留部分的肌力和关节活动范围，保证日后更好地使用假肢。⑥预防关节挛缩，保持适当体位：为防止关节挛缩对今后装配和使用假肢的影响，残肢必须保持对抗挛缩体位。如上肢要预防肩关节内翻挛缩，取肩关节伸展位，前臂预防肘挛缩，取肘伸位。

（李婷　潘建华）

第二节　化学烧伤护理技术

化学烧伤是由于皮肤、黏膜等组织接触到化学物质，而引起的皮肤黏膜出现变性、坏死等病理性损害，有些化学物质还可以经过皮肤黏膜或呼吸道吸收出现全身中毒症状。化学烧伤不同于一般热力烧伤，一是不同的化学物质烧伤其创面特征不同，二是可引起的全身中毒症状的性质、轻重也不同。化学烧伤的处理原则，同一般烧伤。

一、用物准备

0.9%氯化钠注射液、中和剂、灼伤纱、清创盆、外科手套，如图14.2.1。

二、操作程序

1．评估

（1）患者的病情、意识、生命体征、合作程度、心理状态。

（2）致伤化学物质。

（3）受伤部位。

2．实施

（1）建立静脉通道。根据病情及尿量调整输液速度、种类，晶体、胶体、水分交替滴入。

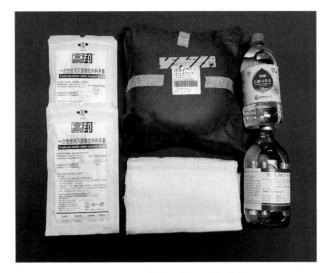

图14.2.1　化学烧伤护理用物准备

（2）根据不同的致伤物质采用相应的中和剂进行冲洗。

（3）床边心电监护，动态监测生命体征。

（4）观察神志、精神状态、胃纳、创面、肢端血运情况，有无肿胀，外敷料渗血渗液情况。

（5）观察尿量和尿色的变化。

（6）保持皮肤清洁，保持创面的干燥，做好接触隔离。

三、关键环节

（1）常见酸的中和剂为碱性肥皂水或2%～5%碳酸氢钠、2.5%氢氧化镁。口服腐蚀性酸可引起消化道烧伤、喉部水肿及呼吸困难，可口服氢氧化铝凝胶、鸡蛋清、牛奶、豆浆等中和剂。忌用碳酸氢钠，以免胃肠胀气，引起穿孔。禁用胃管洗胃或用催吐剂。可口服强的松，以减少局部纤维化，预防消化道瘢痕狭窄。

（2）氢氟酸烧伤用3%～5%碳酸氢钠溶液湿敷或冲洗20～30min，再用清水冲洗。静脉注射10%葡萄糖酸钙，或将10%葡萄糖酸钙做烧伤局部皮下及周围注射，使形成无害的氟化钙，既可减轻疼痛，又能减轻组织损害。发生在指（趾）末端的烧伤，还可采用10%葡萄糖酸钙溶液10～20mL经动脉向受损区方向注射。

（3）苯酚烧伤首先用大量流动冷水冲洗，然后再用70%酒精冲洗或包扎。口服苯酚致烧伤者宜用清水或3%硼酸水漱洗。误服者可行洗胃、催吐及导泻。苯酚烧伤后防治急性肾衰竭是治疗成功的关键，如增加液体量，碱化尿液，使用甘露醇等高渗性利尿剂，使伤后第1天每小时尿量保持在200mL左右，促使酚迅速从尿中排出。一旦出现少尿、血肌酐增高、血渗透压增高等早期肾衰竭症状时，应尽早进行透析治疗。

（4）强碱中和剂为弱醋酸（0.5%～5%）、柠檬汁。

（5）生石灰烧伤先擦去石灰再用水冲洗。

（6）沥青烧伤早期用冷水或冰水冲洗或浸泡，使其降温。小面积烧伤可用液状石蜡、麻油或松节油清洗，大面积沥青烧伤切忌用汽油擦洗，以免引起急性铅中毒，可用麻油擦洗，再用0.9%氯化钠注射液清洗，清创后根据创面情况采用暴露或包扎疗法。

（李婷 潘建华）

第三节 眼部烧伤护理技术

在眼烧伤的致伤原因中，以热力伤和化学烧伤最为常见，其他还包括辐射烧伤（较少见）。热力伤：高温物质如火焰、开水、热油、蒸汽等与眼组织直接接触造成的灼伤，多与面部或全身性皮肤烧伤合并存在。化学致伤物的种类繁多，最常见的是酸/碱化学伤。由于酸性物质穿透力小，不易穿过类脂质丰富的角膜上皮屏障，眼部表层组织与酸结合后变成凝固的蛋白质化合物。因此，酸烧伤后一般位置表浅，容易修复。因为碱性物质能够溶解脂肪和蛋白质，并迅速透过组织进入眼内，可造成角膜组织变性、溃疡、坏死，甚至穿孔。轻者视力下降，重者失明。早期正确的治疗与高效的护理措施不仅可以减少患者的痛苦，而且对促进创面修复、保护视力、减少盲残有着重要的意义。

一、用物准备

0.9%氯化钠注射液、眼药水及眼药膏、无菌棉签或棉球、无菌方纱及灭菌凡士林纱块、检查手套、无菌弯盘，如图14.3.1。

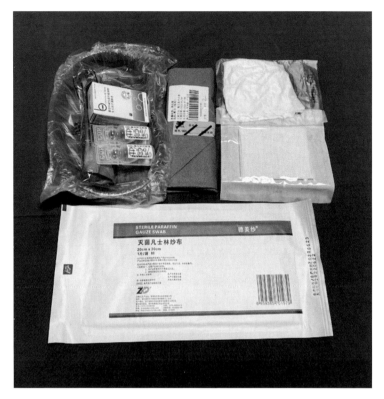

图14.3.1 眼部烧伤护理用物准备

二、操作程序

1. 评估

（1）患者的病情、生命体征、意识、合作程度、心理状态。

（2）患者眼部烧伤情况、视物情况。

（3）眼部烧伤的致伤因素。

2. 实施

（1）用消毒棉签或棉球拭净分泌物。

（2）用0.9%氯化钠注射液冲洗双眼。

（3）冲洗后根据医嘱滴眼药水。

（4）滴眼药水时，嘱患者眼向上注视，操作者左手用棉签拉开下眼睑，右手持眼药水滴入结膜囊内，如图14.3.2，嘱患者轻轻闭合眼睑1~2min。

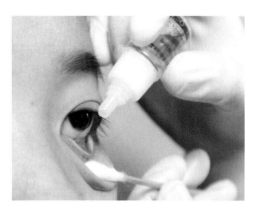

图14.3.2 滴眼方法

三、关键环节

（1）滴眼前，必须洗净双手，防止交叉感染。

（2）双眼滴眼时，先滴健侧再滴患侧。

（3）滴多种药液时，先滴刺激性弱的药物，再滴刺激性强的药物，前后药物之间应隔10min。

（4）凡化学烧伤，应立即用大量清水冲洗眼睛，也可将头面部浸入脸盆中，不断做闭眼、转头动作，以洗净眼内致伤物质并去除隐匿在眼睑下的异物。

（5）烧伤早期预防上下眼睑水肿、粘连，恢复期预防瘢痕挛缩，角膜外露，发生干性坏死。

（6）眼睑烧伤水肿严重使睑结膜水肿，轻度外翻不能回纳，可用抗生素眼膏或0.9%氯化钠注射液湿纱布覆盖保护。

（7）眼睑烧伤角膜暴露者，除经常涂抗生素眼膏防止干燥外，并用灭菌凡士林纱块覆盖，防止异物落入，保护眼球，防止因外露、干燥而发生角膜溃疡及眼内感染。

（8）在治疗过程中，药液不慎落入眼内，使用0.9%氯化钠注射液反复冲洗，再滴入眼药水，观察有无不适。

（9）眼睑Ⅲ度烧伤，焦痂切除及睑缘缝合、植皮后，要制动5~7天，以保证皮片的成活。

（10）为防止角膜烧伤后虹膜睫状体粘连，用1%阿托品溶液扩瞳，1%~3%乙基吗啡滴眼剂滴眼，以促使炎症吸收。

（11）睑、球结膜烧伤有破溃者，每天用玻璃棒分离1~3次，以防粘连。也可指导患者尽量睁眼和进行眼球活动，可防止睑球粘连，眼睑闭锁。

（12）使用翻身床的患者，俯卧时，眼压增加，眼睑外翻更为严重，可导致角膜溃疡和穿孔。因此，眼部可给予暂时的加压包扎，以保护眼睛，避免压迫。

（13）眼部烧伤护理最重要的是做好眼部清洁，防止感染，防止并发症，按时进行眼药水滴眼及眼膏外涂，保护视力，避免强光刺激。

（李婷　潘建华）

第四节 头面颈烧伤早期的体位摆放技术

头部皮下组织松弛，休克期渗出较其他部位多，水肿严重，伤后48h达最高峰。Ⅱ度烧伤头围可比正常大2/3到1倍，Ⅲ度烧伤水肿受焦痂限制，外观肿胀不明显，但水肿向内扩张，压迫上呼吸道或阻塞咽喉部，引起上呼吸道梗阻。因此，做好头面颈部的体位摆放是头面颈烧伤护理的重要保障。

一、用物准备

枕头、垫枕、车边纱，如图14.4.1。

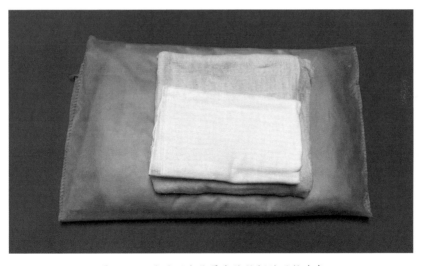

图14.4.1 头面颈烧伤早期体位摆放用物准备

二、操作程序

1. 评估

（1）患者的病情、意识、生命体征、合作程度、心理状态。

（2）患者头面颈部烧伤程度、五官肿胀情况。

2. 实施

（1）给予半卧位，以利于静脉回流，减轻头面颈部水肿，利于呼吸。

（2）颈部烧伤患者采取颈部过伸位，肩下垫小枕/软枕，使创面充分暴露。

（3）必要时床边备气管切开包、吸痰和吸氧装置，一旦患者出现声音嘶哑、呼吸困难、意识模糊等情况，可能发生呼吸道阻塞，立即通知医生并配合抢救。

三、关键环节

（1）不论烧伤深浅，均剃除头发，采取暴露疗法，头部渗液较多时，可使用红外线辐射治疗仪照射，促使其干燥，并及时更换敷料，保持创面清洁干燥。

（2）休克期尽量避免更换体位。烧伤部位避免长期受压，特别是枕后，水肿明显时应定时改变头部位置，尽量暴露创面，可在枕后垫枕圈。

（王媛　潘建华）

第五节 手部烧伤护理技术

手在人体中有着重要的功能，并且是最有可能发生烧伤的部位，烧伤患者中手部烧伤的发生率为45%~50%。手部烧伤处理，除促使伤口迅速愈合外，应尽量减少后遗症的发生，减轻畸形程度，早期活动，最大限度地恢复手的功能。

一、用物准备

灭菌注射用水、消毒液、外科手套、灭菌凡士林纱块/烧伤专用敷料、灼伤纱、绷带、垫枕，如图14.5.1。

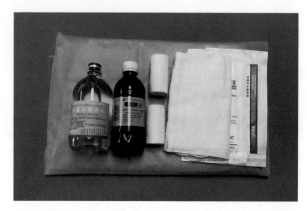

图14.5.1　手部烧伤护理用物准备

二、操作程序

1. 评估

（1）患者的病情、意识、生命体征、合作程度、心理状态。

（2）患者手部烧伤面积、深度、渗液、水肿、肢端血运、感觉、皮温情况。

2. 实施

（1）早期清创，及时清除坏死组织，修剪指甲，并同时清洗创面周围正常皮肤。

（2）清创后采用包扎疗法，包扎时指间应以纱布隔开，如图14.5.2、图14.5.3。

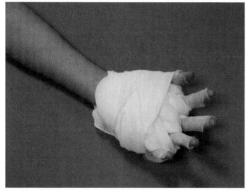

图14.5.2　分指包扎

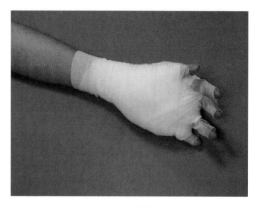

图14.5.3　手部包扎

（3）抬高患肢，利于血液回流，减轻水肿，肘关节呈伸直位，手高于肘，肘高于肩。使烧伤的手始终维持在高于患者心脏的位置。

（4）观察患者肢端血运，有无发紫或苍白，询问患者肢端有无发麻等症状，避免敷料包扎过紧或腕部环形缩窄性烧伤影响血液循环，如有环形焦痂应及时切开减压，以防肢体缺血加重坏死。

（5）保持手的功能位。手掌烧伤时宜背屈，手背烧伤时，掌指关节屈曲80°~90°，指间关节伸直或屈曲5°~10°，拇指宜保持外展对指位。

（6）鼓励患者自理生活，进行手指各关节的活动，如用汤匙吃饭，手拿书报阅读等。

三、关键环节

（1）应通过包扎或夹板保持手部各关节于抗挛缩位。在局部制动期间，应鼓励、指导患者做等长（静力）收缩动作，以改善肌力，减轻水肿。

（2）创面封闭即应制订个体化康复治疗计划，最大限度恢复手部功能。

（3）手部切痂植皮后，应保持"安全位"。腕部略背屈，掌指关节屈曲75°～90°，指间关节面屈曲20°或完全伸屈，拇指外展，指蹼张开。

（4）手部植皮后，严禁在术侧测血压、扎止血带，否则可引起皮下出血，影响皮片生长。

（5）用翻身床翻身时注意手的保护，防止滑出而损害所植皮片。

（王媛　潘建华）

第六节　小儿会阴部烧伤护理技术

小儿臀部、会阴部烧伤较常见，因其部位特殊，包扎较困难，多采用暴露疗法，创面易被大小便污染。临床上多采用留置尿管的方法，减少创面感染的风险；对于阴茎水肿或尿道畸形等留置尿管困难者，可以采用灭菌凡士林纱条引流尿液的方法减少创面感染的风险。

一、用物准备

消毒液、无菌棉球、灼伤纱、灭菌凡士林纱块、止血钳、无菌剪刀、检查手套、无菌棉签，如图14.6.1。

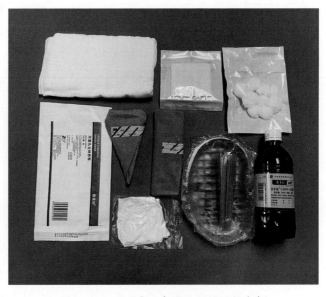

图14.6.1　小儿会阴部烧伤护理用物准备

二、操作程序

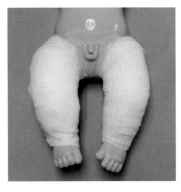

1．评估

（1）患者的病情、生命体征、年龄、意识、合作程度。

（2）患者饮食习惯、治疗和检查、用药情况。

（3）患者大小便情况。

（4）会阴及肛周皮肤情况。

图14.6.2　凡士林纱块覆盖

2．实施

（1）会阴部充分暴露。

（2）使用无菌剪刀修剪灭菌凡士林纱块，覆盖在会阴部及双大腿内侧（图14.6.2）。

（3）灼伤纱对折成三角形，包裹在双大腿根部（图14.6.3）。

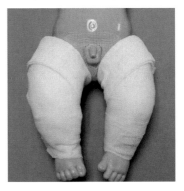

图14.6.3　灼伤纱包裹

（4）留置尿管者做好会阴护理；未留置尿管者，男性患儿可使用灭菌凡士林纱条缠绕在患儿阴茎，末端留出3～5cm（图14.6.4），引流到尿片上，减少尿液污染伤口。女性患儿使用灭菌凡士林纱块隔开阴唇，防止粘连及愈合后阴道闭锁。

（5）大小便后应及时清洁并更换会阴部被污染的敷料，防止创面受大小便污染。

（6）注意清洁干燥，每天用消毒液冲洗1～2次（特别是大便后），冲洗后用干棉球或纱布拭干。

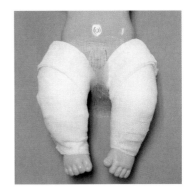

图14.6.4　尿液引流

三、关键环节

会阴部烧伤常伴有外生殖器烧伤。男性患者兜起阴囊，防止肿胀加重。

（王媛　潘建华）

第七节 小儿烧伤后高热惊厥护理技术

小儿体温中枢发育尚未成熟，神经细胞分化不完全，易受到身体内外界各种因素的影响、刺激，从而使大脑运动神经元异常，引起惊厥发生。引起小儿烧烫伤后发热惊厥的原因较多，因为烧烫伤本身就是一个引发全身低血容量休克的创伤，会引起全身组织水肿、缺氧、全身性感染和电解质紊乱，这些因素都会引起小儿高热惊厥的发生。小儿烧伤后高热惊厥临床表现可分为简单型和复杂型2种。

一、用物准备

压舌板（一端用纱布包裹好备用）、开口器、舌钳、负压吸引装置、6号或8号吸痰管、小儿简易呼吸球囊、抢救药品（安定、苯巴比妥）、注射器1mL和2mL等（图14.7.1）。

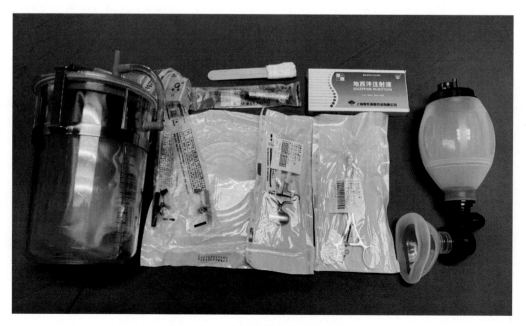

图14.7.1 小儿高热惊厥护理用物准备

二、操作程序

1. 评估

（1）患儿病情、意识、生命体征、呼吸道分泌物情况。

（2）环境、抢救用物情况。

2. 实施

（1）发现患儿高热惊厥，立即派人通知医生。

（2）保持患儿呼吸道通畅，迅速解开患儿的衣领，去枕平卧，头偏向一侧，清除口腔分泌物。

（3）用压舌板放在上下臼齿之间，防止患儿将舌头咬伤。

（4）吸氧，调高氧流量，若严重发绀，可用小儿简易呼吸球囊协助通气，必要时协助医生气管插管。

（5）遵医嘱使用药物（安定、苯巴比妥钠等）止惊。

（6）可用力按压患儿人中穴、百会穴、合谷穴止惊。

（7）使用药物、物理降温。

（8）根据病情需要，遵医嘱使用利尿剂（20%甘露醇），降低颅内压，防治脑水肿。

（9）患儿退烧出汗较多者，及时更换衣服，注意保暖，防止着凉，并适当补充水分。

（10）加强基础护理，避免噪声和强光刺激。

三、关键环节

（1）整个过程中密切观察患儿的意识状态及生命体征。

（2）患儿牙关紧闭时，不应该强力撬开，以免牙齿受到损伤，必要时用舌钳将舌拉出，防止舌后坠而引起窒息。

（3）高热惊厥发作时，勿强力按压、约束患儿肢体，以免造成骨折，注意安全，防坠床。

（4）有高热惊厥病史的患儿体温达到38℃时服用退热药，及时采取正确合理的降温措施。

（5）有高热惊厥病史的患儿，床边备好急救用物及药物。

（6）加强患儿家属的健康教育和疾病相关知识宣教，如小儿高热惊厥发病原因、临床表现、急救措施、预防措施、注意事项等，提高患儿家属治疗配合度。

（林晓明　陈丽映）

第八节　小儿烧伤后肠内营养护理技术

小儿处于生长发育阶段，营养需求量大，代谢率高，且烧伤后可导致代谢异常、营养不良、感染风险的增加及细胞功能的改变，因此需要大量营养物质摄入，口服营养往往难以满足需求，而肠内营养被认为是安全、可靠及可行的选择。由于小儿消化系统发育不完善，中枢神经系统不健全，胃肠调节功能不稳定，严重烧伤后易出现胃肠功能紊乱。为危重烧伤患儿进行肠内营养时，需结合患儿病情及耐受情况等多方面综合评估及考虑，制订出适合患儿的有效治疗方案，发挥营养治疗的作用。

一、适应证

（1）严重烧伤需要肠内营养支持的患儿。

（2）口服不能满足营养需求的患儿。

（3）其他原因进食困难的患儿，如颜面、口周、口腔黏膜严重烧伤，张口困难的患儿。

二、禁忌证

麻痹性肠梗阻、活动性消化道出血，腹泻急性期。

三、用物准备

营养液、营养泵、一次性肠内营养泵管、注射器（20mL）、水杯、无菌治疗巾。

四、操作程序

1．评估

（1）患儿病情、营养状况、有无禁忌证、过敏史。

（2）鼻饲管外露刻度、置管时间、鼻饲管是否通畅、经三种方法确定在胃内。

（3）鼻饲营养液种类、鼻饲量、鼻饲时间。

（4）胃潴留量、肠鸣音。

2．实施

（1）抬高床头30°～45°，对于悬浮床治疗的患儿，喂养时用枕头或海绵垫抬高头部，以免营养液返流引起误吸、窒息。

（2）用温开水20mL冲洗管道。

（3）营养液连接一次性肠内营养泵管，排气后安装在肠内营养泵上，连接鼻饲管，调节泵入速度。

（4）鼻饲过程中观察有无呛咳、呼吸困难、恶心、呕吐等情况，如出现呛咳、呼吸困难等误吸现象，立即停止鼻饲，并立即吸出口鼻腔及呼吸道的误吸物。

（5）鼻饲完毕，使用20mL温水冲洗管道。

（6）准确记录患儿鼻饲量，出入量。

（7）观察患者大便情况，包括大便的次数、量、颜色及性状。

五、关键环节

（1）每次注入营养液前后用温水冲洗鼻饲管，连续输注时每4h冲洗1次，给药后立即冲洗，防止鼻饲管堵塞。

（2）保持鼻饲液温度在38～40℃，匀速泵入，速度1～2mL/（kg·h），根据患儿的耐受情况随时调整。

（3）观察有无腹胀、腹痛，监测胃潴留、肠鸣音，持续注入时，如残余量＜2h喂养量，提示速度适中。

（4）加强巡视，观察鼻饲管有无脱出，对于不配合的患儿，必要时予保护性约束，防止拔管。

（5）小儿营养液新鲜配制，每袋肠内营养液输入时间不宜超过8h。

（6）每天行2次口腔护理，保持口腔清洁。

（7）鼻饲管定期更换，更换时选择另一侧鼻腔，以免鼻黏膜压迫性坏死。一次性肠内营养泵管每天更换。

（林晓明　陈丽映）

第九节　老年人烧伤护理技术

在我国，60周岁以上的人称为老年人。随着我国社会老龄化的日益加重，老年烧伤患者数量已达到烧伤患者总数的13%～20%，烧伤原因主要是火焰烧伤，其次是沸水烫伤、热接触烧伤、电烧伤等。老年人感觉和认知功能低下，对恶劣环境判断及躲避的能力不够，皮肤亦发生老化，因此，其烧伤程度往往比预测的要重，也更容易造成大面积、深度烧伤甚至呼吸道烧伤。同时，老年烧伤患者心肺肾功能降低、微循环功能欠佳，又多合并基础疾病（如糖尿病、心血管疾病）及营养不良等，造成老年烧伤患者比年轻烧伤患者具有更高的病死率，给烧伤治疗及护理增加了很大的难度。

一、操作程序

1．评估

（1）患者的病情、意识、生命体征、合作程度、心理状态。

（2）患者既往史、家庭支持。

2．实施

（1）建立静脉通道，早期补液，补液速度要匀速，忌快速补液或冲击试验，维持有效血容量的前提下控制输液量，避免出现急性肺水肿和心力衰竭。

（2）床边心电监护，监测生命体征。

（3）定时雾化吸入、翻身拍背，鼓励患者深呼吸和咳嗽，保持呼吸道通畅及防治肺部感染。

（4）应定时协助翻身，更换体位，及时更换潮湿护理垫、床单，清除大小便，保持会阴部皮肤干燥。

（5）保护创面、预防局部及全身感染。

（6）密切观察患者神志变化，及时发现病情变化。

（7）对于意识不清、烦躁、不配合治疗的患者，应注意其安全，必要时可使用约束工具，防止坠床的发生以及避免各种管道的脱落。

（8）鼓励患者多进食高蛋白、高维生素、易消化的食物，多食水果，多饮蔬菜汁等，少量多餐。

（9）尽量满足患者的生理需求，鼓励子女多陪护，给予精神上的支持，必要时留家属24h陪护。

二、关键环节

（1）补液过程中，可使用输液泵控制补液量和速度，观察是否出现呼吸急促、呼吸困难、咯粉红色泡沫痰及心率加快等体征变化。

（2）密切观察生命体征变化及尿量情况。

（3）遵医嘱正确使用药物，掌握好用药量及用药时间。避免使用对肾脏有损害的药物，老年人代谢和排泄能力降低，因此用药不但要减少剂量，还应延长用药时间；密切观察药物的副作用，例如使用利尿剂易引起脱水和电解质失衡，定期检测电解质；烦躁时使用镇静催眠药时注意观察有无中枢抑制。

（4）痰液多、黏稠且咳嗽无力、排痰不畅出现呼吸困难者可行气管插管或气管切开，便于气道管理和治疗。气管插管及气管切开使用呼吸机者，严密观察患者的通气情况、呼吸频率、深度等情况，做好气道湿化和及时清除气道分泌物，防止堵塞气道，严格执行无菌技术操作原则，防止出现呼吸机相关性肺炎。

（5）有条件可使用悬浮床、翻身床、气垫床治疗，减少创面及骨突出受压，预防压力性损伤。

（潘建华）

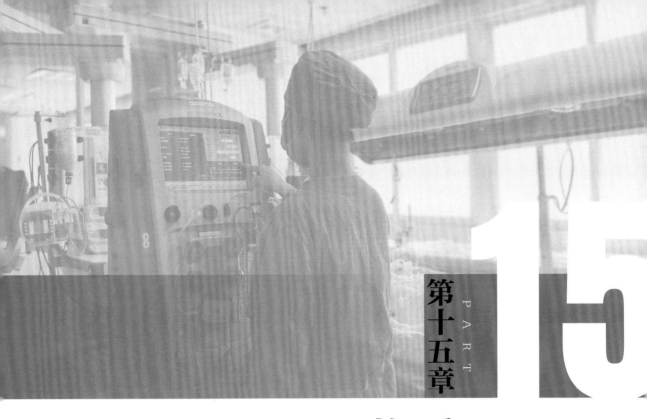

第十五章

PART 15

重症烧伤患者护理病例

第一节 分阶段气道护理在重度吸入性损伤患者中的应用

　　吸入性损伤是由热力、有毒或刺激性气体吸入引起的呼吸道和肺实质的损伤。患者由于吸入大量烟雾、有害气体、高热空气或蒸汽等，引起急性肺损伤和急性呼吸窘迫综合征，病死率高，重度患者病死率高达80%，是烧伤患者早期死亡的主要原因之一。有文献报道，此类患者与无吸入性损伤的烧伤患者比较，病死率将提高2倍。针对吸入性损伤的研究一直是国内外研究的焦点，2018年中国老年医学学会烧伤分会结合国情，形成吸入性损伤临床诊治中国专家共识，文中也提出了气道管理的重要性。目前国内对于吸入性损伤患者的护理经验也有限，广州市红十字会医院烧伤科于2019年3月采用分阶段气道护理1例重度吸入性损伤的患者，经过43天的积极治疗和精心护理，取得较好的效果，现报告如下。

一、临床资料

（一）病例介绍

　　患者，男，63岁，体质量90kg，因"火焰烧伤全身多处并吸入浓烟5h"入院。患者于2019年3月19日凌晨3点左右在家中睡觉时全身多处被火焰烧伤，前往广州市某医院就诊，给予输液、吸氧等治疗后，送广州市红十字会医院急诊转入烧伤科。入院诊断：①全身多处火焰烧伤（40%TBSA Ⅱ～Ⅲ度），患者创面分布于头面颈、躯干及四肢；②低血容量性休克；③重度吸入性损伤。入院查体：体温36℃，脉搏每分钟122次，每分钟呼吸30次，血压153/104mmHg（1mmHg≈0.133kPa）。实验室检查：pH 7.131、PaO_2 10.5kPa、PCO_2 4.45kPa、SaO_2 87.6%、白细胞33.37×10^9/L、白蛋白22.9g/L、总蛋白42g/L。入院后急行"气管切开+右上肢焦痂切开减压术"，术中行纤维支气管镜检查，气道黏膜破溃，大范围炭末沉着，充血水肿，基于纤维支气管镜检查

（FOB）的吸入性损伤的简明损伤定级（AIS）分级为3级严重损伤，术后给予呼吸机辅助呼吸、抗休克、抗感染、改善循环、抑酸护胃、脏器保护及营养支持等对症治疗。住院期间协助医生使用纤维支气管镜进行气道灌洗，患者住院20天，气道黏膜基本修复；入院期间分期行切痂、自体皮、异种皮覆盖术，共4次手术。

（二）结果

43天患者创面基本愈合，愈合创面见瘢痕增生及色素沉着，转康复医院继续康复治疗。

二、分阶段护理

（一）第1阶段（颈部水肿期及消退期）的护理

此阶段烧伤后的病理生理变化为毛细血管通透性增加，大量血浆样液体渗出至组织间隙，导致组织水肿。严重烧伤后，6~8h为渗出高峰，鼻咽及颈部大量渗出、水肿，颈部水肿达到高峰。

1. 调整系带

水肿期间若不及时调整系带，容易发生医源性的压力性损伤或系带过紧影响患者呼吸。烧伤后48h水肿开始吸收，4~6天水肿基本消失。患者不自主活动或翻身变换体位，容易发生气管套管滑脱及移位，导致非计划性拔管。因此，该阶段的护理中密切观察气管切开系带松紧是否适宜，及时调整系带，以容纳1指为宜，防止气管套管滑脱移位或系带过紧影响患者呼吸。患者住院期间未发生医源性压力性损伤及气管套管非计划拔管。

2. 伤口护理

应加强对气管切开处伤口的换药，颈部皮肤有烧伤，在气管套管系带与创面之间垫有杀菌作用的敷料，气管切开处敷料应至少每天更换1次，受痰液污染后应随时更换，以尽可能减少气道并发症的发生。该患者气管切口处为深Ⅱ度烧伤创面，因此每天给予1次切口处换药，将磺胺嘧啶银粉用灭菌注射用水稀释成糊状后，使用Y形纺纱浸润后放置于切口处进行保护。

（二）第2阶段（气道黏膜脱落期）的护理

气道黏膜脱落贯穿于中重度吸入性损伤治疗的全过程，黏膜脱落自伤后36～48h开始，7～14天达到高峰。因此，及时将脱落、坏死黏膜吸出，是防止呼吸道堵塞的关键。

1. 吸痰护理

目前提倡采用按需吸痰的方式对患者进行吸痰，而大面积烧伤合并重度吸入性损伤患者行气管切开术后，按需吸痰的方法不适用。研究证明，定时、带负压、分段分次吸痰的方法更适用于大面积烧伤合并吸入性损伤患者。带负压进入，可以边进边吸，避免了逆行感染，气管套管内痰液距离管口近，易感染，应先吸尽，更换吸痰管后再吸气道深部，最大限度降低感染风险。因此，对于该患者我们在按需吸痰的基础上，每小时带负压（压力为0.04～0.053MPa）分段分次吸痰1次。与此同时协助医生行纤维支气管镜下吸取坏死脱落组织及生理盐水灌洗。每次灌洗治疗前将呼吸机氧浓度调至100%，气道内滴入2%利多卡因3～5mL局部麻醉，纤维支气管镜进入气道后先吸出坏死脱落的气道黏膜，再使用生理盐水每次5～10mL进行气道灌洗，双肺逐段分侧进行，灌洗总量80～150mL。治疗过程中，一名护士全程扶住气管套管，同时严密观察患者SpO_2、心率和血压变化。

2. 充分气道湿化

由于烧伤后创面大量渗出、高温环境及人工气道本身温湿功能减弱甚至丧失，导致气道分泌物黏稠易形成干痂。此外，吸入性损伤后气道分泌物增多，患者咳痰困难，容易阻塞气道。该患者吸痰可见焦痂及坏死黏膜组织，因此，充分的气道湿化非常重要。国内《机械通气临床应用指南》推荐不管采取何种湿化方式，均要求气管近端的温度为37℃，相对湿度100%为最理想的状态。该患者使用MR850加温湿化装置及一次性含加热导丝的呼吸机管路，气体在吸气管路进一步加热、蒸发，减少管路内冷凝水的形成；当气体经过延长管时，会因其内部无加热丝加温而降低3℃，当气体达到气管切开导管内时又恢复至37℃、相对湿度为100%，起到加强气道湿化的目的。此外，对于该患者使用注射用水5mL+可必特5mL+布地奈德混悬液4mL给予超声雾化吸入治疗每4h进行1次，每天6次，使痰液及焦痂充分湿化，以利于尽快吸出。在加强湿化的基础上，给予翻身、叩背。

3. 修复受损气道组织

热力吸入会导致呼吸道黏膜甚至肺实质损伤，引起呼吸功能障碍，严重的将造成脏器功能衰竭，因此加快修复受损气道组织是救治的关键之一。在循证基础上，查阅文献，表皮生长因子可通过抑制气道上皮细胞凋亡，促进细胞增殖、分化和迁移，具有加速组织创伤修复和再生的作用，从而促进气道上皮的修复，表皮生长因子是治疗吸入性损伤安全、有效的药物，能显著地修复上皮细胞，减轻肺水肿。因此，与医生沟通后，在常用雾化药中加入表皮生长因子500U进行雾化吸入。患者入院20天，纤维支气管镜下检查患者气道从入院时的大范围炭末沉着转变为无炭末沉着、无水肿、无支气管黏液溢出、无气管阻塞，患者气道黏膜基本修复。

（三）第3阶段（呼吸机相关性肺炎预防）的护理

呼吸机相关性肺炎（ventilator associated pneumonia，VAP）是ICU内机械通气患者最常见的感染性疾病之一。烧伤合并重度吸入性损伤患者，早期行气管切开术，上呼吸道丧失了加温、加湿功能，造成下呼吸道黏膜干燥、分泌物干结等，患者排痰不畅，增加了肺部感染率。VAP可增加机械通气患者住院时间和抗菌药物使用，并增加重症患者病死率，严重影响患者的预后。因此，人工气道管理中VAP的预防非常重要。为预防VAP的发生，对该患者进行保护性隔离的同时，严格执行各项无菌操作及手卫生，每周更换呼吸机管道，给予患者按需及定时吸痰方式吸痰，间歇声门下吸引，吸痰及患者活动前后监测气囊压力，使之维持在$25\sim30cmH_2O$（$1cmH_2O\approx0.098kPa$）。并实时对患者进行生活及口腔护理。患者于应用机械通气后3天出现肺部感染症状，经过采取以上措施于住院20天肺炎症基本得到控制。

三、小结

对于重度吸入性损伤患者，根据条件应进行保护性隔离。为患者康复创造良好的治疗环境，并根据患者各阶段不同病情变化，采取分阶段气道护理方案。在保证气管套管固定良好的情况下加强气道湿化，通过按需及定时、负压、分段分次吸痰，防止阻塞气管，鼓励患者咳嗽、咳痰等方式有效促进痰液的排出，以减少肺部感染及VAP发生的可能。

第二节 1例特重度化学烧伤并发深静脉血栓患者的护理

深静脉血栓（ deep vein thrombosis， DVT ）是血液在深静脉内不正常地凝集，其所形成的栓子可从静脉壁脱离，经心脏嵌入肺动脉，导致潜在的肺栓塞，其形成是由于静脉的一种急性非化脓性炎症导致血液在深静脉腔内不正常地凝集、阻塞静脉管腔，致静脉回流障碍，并伴有继发性血管腔内血栓形成。DVT是烧伤科危重患者较为常见的一种并发症，大面积烧伤患者由于皮肤完整性受损，大量血浆样液体渗出，有效循环血量锐减，导致机体出现应激、损伤，经历代偿及失代偿、感染等过程，导致静脉血液瘀滞、静脉内皮损伤和血液高凝状态，增加DVT的发生率。DVT一旦发生具有极大的危险性，可出现血栓后综合征，甚至引起死亡。2017年5月广州市红十字会医院收治的一名特重度烧伤患者并发DVT，经过一系列治疗和护理，患者预后良好，非手术的方法使患者栓塞的血管复通，现将护理经验汇报如下。

一、临床资料

患者，男，55岁，于2017年4月24日在工作中不慎被50%的氢氧化钾溶液烧伤全身，予冷水冲淋创面约10min后送往当地医院治疗，予行右股静脉穿刺置管术，输液抗休克，创面清创换药及抗感染等治疗，患者可平稳度过休克期，为进一步治疗于2017年4月28日转入广州市红十字会医院，收治烧伤科。入院查体：体温37.6℃，脉搏每分钟82次，呼吸每分钟20次，血压116/62mmHg，体重60kg。专科检查：全身浮肿明显，创面位于颈后、躯干后侧、双上肢、臀部及下肢，面积约30%TBSA，全身绝大部分创面痂皮脱落，背部、双臀部、颈后侧可见创面基底白，质硬，痛觉迟钝，双上肢后侧焦痂样改变，可见树枝样血管栓塞影，创面溶痂有脓性分泌物。 入院诊断：①全身多处碱烧伤30%TBSA深Ⅱ～Ⅲ度；②烧伤创面脓毒血症。于2017年5月12日见患者右下肢肿胀明显伴右下肢疼痛，于当日行右下肢彩超检查，超声提示：右侧股总静脉、股浅静脉、股深静脉、胫前静脉、胫后静脉血栓形成并完全性闭塞，考虑右侧大隐静脉血栓形成并完全性闭塞，当天拔除右股静脉导管，使用外周静脉进行输液治疗。入院后患者共行3次清创植皮术，通过精心治疗和护理，患者于2017年6月19日出院，出院前复查B超及CT显示原来完全闭塞的右侧大隐静脉已经完全复通，目前患者预后良好，可自行下地行走。

二、护理

（一）创面的护理

充分清除坏死组织，依次用过氧化氢溶液、生理盐水、安多福、生理盐水冲洗创面，见创面无渗血及出血后予植皮和异种皮，用灼伤纱加压包扎，密切观察植皮区出血情况，隔天予换药，使用0.5%安多福湿敷后包扎；供皮区使用0.1%安多福清洗后，外喷金因肽，使用凡士林纱布外敷并包扎，术后第1天打开并使用红外线每天照射4次，每次15～20min，待干燥停止照射。使用悬浮床、翻身床、烧伤大型辐射治疗仪及电磁波治疗仪辅助治疗，促进创面愈合。由于患者右下肢深静脉血栓使用抗凝治疗，术中及术后密切观察患者创面出血及全身出血情况，详细交接手术部位，出入量是否平衡。

（二）DVT的护理

患者为特重度强碱烧伤患者并发右下肢浅、深静脉血栓形成并完全闭塞，经过多学科会诊考虑患者右下肢血栓形成与股静脉穿刺置管有关，因考虑患者下肢血栓为混合型，故不行手术治疗取栓，由于患者烧伤面积大，创面深，故不宜行溶栓治疗，所以行抗凝治疗。

1. 患肢的护理

指导患者严格卧床休息，睡悬浮床治疗，促进烧伤创面干燥，防止受压，减少搬动患者，促进创面愈合，将上身抬高15°，下肢抬高25°，膝关节屈膝15°，避免在膝下垫枕及屈髋，使股、髂静脉处于松弛状态，同时抬高下肢也有利于静脉回流；鼓励患者进行双下肢的主动活动，包括踝关节的背、伸、旋转运动，主动抬腿，肌肉的等长等张收缩；观察和对比双足背动脉搏动强度，观察双下肢皮温、趾端循环情况，禁止穿刺、输液、挤压、按摩和热敷患肢；予多饮水，保持大便通畅，必要时使用开塞露协助通便，防止患者用力排便，增加腹压，造成血栓脱落；每天3次测量双下肢大腿、小腿周径，测量方法为髌骨上缘以上20cm和髌骨下缘以下10cm，画线固定位置并用皮尺测量，双侧下肢周径差1cm有临床意义，分别为每班交接班时主管护士共同测量并记录，以下是治疗过程中双下肢大腿、小腿周径的比较。

2．用药护理

严格执行医嘱，使用药物进行抗凝治疗。遵医嘱予使用普通肝素钠、依诺肝素钠、低分子右旋糖酐注射液、华法林等抗凝药物进行治疗，严格执行医嘱，准确使用剂量。注射依诺肝素钠掌握准确注射方法，注意轮换部位，同侧注射部位距离大于2cm。在患者手术当天停止抗凝治疗，防止术中及术后出血。患者在行抗凝治疗过程中要密切观察有无出血倾向，包括创面、皮肤黏膜、眼底、口鼻腔黏膜、消化道出血，并观察患者的意识，有无头痛、视物模糊等颅内出血的现象，每天监测患者出凝血全套情况，注意患者凝血功能，特别是D-二聚体，是反映凝血激活及继发性纤溶的特异性分子标志物，具有重要的参考价值。

3．感染的处理

使用药物进行抗感染、抗炎治疗；患者使用单间病房，严格限制探视时间及探视人数；病房使用空气动态消毒机消毒，每天2次，每次3h；使用1 000mg/L含氯消毒液擦拭台面、地面，每天3次，使用消毒湿巾擦拭病房仪器1次，每次换药后即进行卫生清洁；医务人员严格执行手卫生消毒；向家属进行手卫生宣教，包括进入、离开病房及接触患者前后都应洗手或进行手消毒。

4．营养支持

患者大面积烧伤，机体处于高代谢状态，通过胃肠内及胃肠外进行营养支持。胃肠内营养支持使用肠内营养乳剂经鼻胃肠管匀速泵入。胃肠外营养，医生根据计算患者的消耗量，专配3升袋配制经深静脉导管输注，指导家属予进食高蛋白、高能量、高维生素、低脂易消化食物，多饮水，保持患者大便通畅。

5．心理护理

予患者及家属进行疾病相关知识宣教，减少疑惑从而减轻患者的心理恐惧。医务人员在进行操作时尽量轻柔，减少患者的痛苦，换药必要时使用止痛药。多巡视患者，解决患者的需求，探视期间10h有一名家属陪同，减轻患者的孤独感。

6．出院指导

（1）半年内必须遵医嘱服用抗凝药物，专科随诊，定期复查出凝血全套了解凝血情况及右下肢血栓情况，观察是否有皮肤黏膜、口鼻腔、眼底及消化道等出血症状，若有，及时就诊。

（2）继续换药处理促进残余创面愈合。

（3）指导患者下床活动遵循循序渐进原则，在家属陪同下进行，防止跌倒，先平躺30s，坐起30s，无不适可站立30s，再进行行走锻炼，下地行走时可使用弹力绷带，每次可根据患者情况设定时间，避免劳累，防止跌倒。加强各关节的活动功能锻炼，做好瘢痕关节周围关节的屈、伸、外展、内收、旋转等对抗瘢痕的运动。睡觉或不活动时各关节处于功能位，整个人呈大字形。避免搔抓、日晒3个月，半年内不得从事体力劳动。瘢痕水疱的处理：瘢痕表皮很薄，一年内都会因为运动、摩擦等出现大小不一的水疱，注意不要去除水疱表皮，小水疱可自行吸收，大水疱可消毒皮肤后使用无菌注射器抽吸或刺破，待液体引流出来再外涂莫匹罗星或者生长因子，表皮破损较大时要进行换药治疗。使用弹力套、弹力绷带压住瘢痕时从远心端向近心端均匀加压包扎，密切观察肢端血运情况。定期专科复诊。

三、护理体会

正确评估和识别病情变化，根据患者的病情，运用多学科知识，制订合理的治疗方案，实行个性化护理。烧伤创面的专科护理，使用抗凝药物治疗后药物的疗效、实验室检查及出血不良反应的观察等都是治疗成功的关键。患者在院期间的健康指导及出院后的延续性护理也是护理工作中的重点。

第三节 1例特重度烧伤并发消化道出血患者的护理

应激性溃疡是指在严重烧伤、创伤、休克、严重感染等各种强烈应激情况下发生的急性胃肠道黏膜糜烂、溃疡、出血。烧伤后应激溃疡又称Curling溃疡，是一种严重烧伤后消化系统并发症，是发生消化道出血的原因之一。有研究表明，烧伤越重，应激性溃疡的发病率越高。因此，探讨特重度烧伤并发消化道出血的治疗和护理方法具有重要意义。2016年8月24日广州市红十字会医院烧伤ICU收治了1例特重度烧伤并发消化道出血的患者，经过及时有效的救治和护理，患者救治成功，现报道如下。

一、临床资料

患者，女，75岁，主因煤气爆炸火焰烧伤全身多处3h到当地医院，在当地医院创面未经任何处理，因病情危重，于2016年8月24日晚上23:41转入广州市红十字会医院烧伤ICU。入院查体：体温36.5℃，脉搏每分钟102次，呼吸每分钟25次，血压132/70mmHg。创面分布于面颈部、躯干前后侧、双臀部及四肢，烧伤面积约85%。实验室检查：白细胞$44.07×10^9$/L，红细胞$5.74×10^{12}$/L，血红蛋白184g/L，钠离子134.9mmol/L，钾离子4.0mmol/L，氯离子103.5mmol/L，血糖17.7mmol/L。入院诊断：全身多处火焰烧伤85%TBSA Ⅱ～Ⅲ度，烧伤低血容量休克。给予清创包扎、呼吸机辅助呼吸、补液抗休克等对症治疗。入院第6天、第7天患者呕吐黄色胃内容物各100mL；入院第8天无呕吐；入院第9天至第13天，多次排墨绿色水样便共4 000g；入院第14天，腹泻停止；入院第19天至第28天，排暗红色血便共2 980g，呕吐咖啡样胃内容物共120mL；入院第29天，出血停止。患者入院第7天开始逐步分期行清创，异体皮、自体皮覆盖术，共进行6次手术，创面愈合后出院。

二、护理

（一）消化道出血护理

本例患者入院第19天出现消化道出血，发生出血的时间迟且出血量较多，主要表现为呕血与黑便，因此，做好消化道出血的护理对患者疾病预后极其重要。

1．消化道出血的预防

应激性溃疡大多发生在烧伤早期，尤其是重度休克或休克期延迟复苏及休克期度过不平稳者，应激性溃疡发病率明显升高，烧伤后期发生应激性溃疡时出血严重、复发性强、死亡率高，因此大面积烧伤并发应激性消化道出血的患者预防重于治疗。入院时患者已发生低血容量性休克，入院后立即实施液体复苏，尽快纠正休克，并给予奥美拉唑，抑制胃酸分泌，预防应激性溃疡。烧伤后早期肠内营养，可以增加内脏血流量，促进胃肠功能的恢复。予口服流质饮食和肠内营养支持（肠内营养乳剂），保护胃肠黏膜，预防消化道出血。

2. 血便护理

入院第19天，患者排暗红色血便500g，血红蛋白73g/L，红细胞2.5×10^{12}/L。考虑患者为老年特重度烧伤患者，予悬浮床治疗，床温32～35℃。取平卧位并抬高下肢，保证脑部供血。遵医嘱予生长抑素持续泵入，凝血酶静脉推注。观察并记录24h及每小时的出入量，量出为入，维持体液平衡。输红细胞2U、血浆400mL，纠正贫血、补充血容量。及时清除血便，减少对患者的不良刺激，温水清洗肛周皮肤，保持床单位清洁。患者入院第20天，排暗红色血便1 380g，血红蛋白67g/L，白蛋白25.2g/L，有创动脉血压（90～100）/（65～78）mmHg，尿量70～100mL/h，以有创动脉压和尿量作为调整输液量和输液速度的依据。输入20%人血白蛋白100mL，纠正低蛋白血症。继续输血治疗，输血时严格执行查对制度，开始速度为20滴/min，15min后患者无不适，改为40滴/min。输注过程中，加强巡视。输注前后滴注少量0.9%氯化钠注射液。入院第21天，排暗红色血便1 050g，精神疲倦，保证患者夜间良好的休息环境。右下肢肿胀明显，予抬高右下肢，同时继续输注白蛋白。呼吸机的观察护理：每小时记录呼吸机参数，妥善固定管道，防止脱出；呼吸气囊压力维持在20～30cmH₂O，每班监测；气管切开处有较多渗液且周围红肿，予磺胺嘧啶银湿敷。入院第40天，渗出液减少且无红肿，更换为0.5%安多福湿敷。入院第29天，出血停止，复测血红蛋白92g/L，红细胞3.5×10^{12}/L，白蛋白28g/L。

3. 呕血护理

入院第21天，呕吐咖啡样胃内容物55mL。入院第22天，呕吐咖啡样胃内容物50mL，取平卧位头偏向一侧，暂停鼻饲，防止误吸或窒息的发生，予冰盐水加去甲肾上腺素胃管内滴注，持续胃肠减压，防止胃扩张，妥善固定并保持胃管通畅，防止扭曲受压，定时记录引流物的性质、颜色和量。入院第29天，出血停止后鼻饲清淡少刺激流质饮食。

（二）低血容量性休克护理

烧伤后2~3h体液渗出最为急剧，8h达高峰，易发生低血容量休克。患者入院时神志清楚，血压132/70mmHg，脉搏102次/min，口渴明显，距离烧伤后4h 41min，此期间无排尿且未进行规范补液治疗，为休克代偿期。入院后行右股静脉置管，立即实施液体复苏。伤后第1个24h补液量=体重（kg）×烧伤面积×1.5mL+2 000mL。此患者第1个24h补液总量为9 000mL，其中血浆3 000mL，平衡液3 500mL，5%葡萄糖2 000mL，低分子右旋糖酐500mL。第2个24h总量为4 500mL。遵循先晶后胶、先盐后糖、先快后慢的输液原则，合理安排输液种类和速度；密切观察患者生命体征、尿量及末梢循环情况。入院第2天行右股动脉置管，监测有创动脉血压，提供及时准确的动脉血压数值，有效指导抗休克补液治疗，做细菌培养及药敏试验，给予敏感抗生素亚胺培南抗感染治疗。

（三）营养支持的护理

大面积烧伤后，机体处于高代谢、高分解状态，蛋白质、脂肪分解增强，导致营养不良、免疫功能下降、创面愈合迟缓。因此，正确及时的营养支持对预防感染、促进创面愈合有重要意义。入院后第1天白蛋白27.3g/L，总蛋白55g/L，营养风险评分7分，需加强营养支持。

1. 肠内营养支持护理

对于中重度烧伤患者，应尽早给予肠内营养支持，入院后尽早鼻饲。入院第3天留置胃管，每天鼻饲肠内营养乳剂500mL。入院第6天出现呕吐，予抬高床头30°~45°，出现反流时头偏向一侧，防止误吸，及时负压吸引呕吐物，保持口腔清洁，暂停鼻饲，呕吐停止后恢复，根据胃肠功能及时调整输注速度，每天口腔护理2次。入院第9天患者开始腹泻，考虑是输注量多、速度快，胃肠道分泌大量水分稀释高渗营养液，刺激肠蠕动加快，因此开始时速度减慢，待胃肠适应后，逐渐增加滴速。营养液的温度保持在38~40℃，评估肠鸣音及大便次数、性质、量，钾离子2.8mmol/L，口服补钾，予蒙脱石散口服。入院第14天，腹泻停止，白蛋白35g/L，总蛋白60g/L，营养风险评分4分。

2. 肠外营养支持的护理

严重烧伤患者，当胃肠道不能满足营养需求时，可予肠外营养。入院即给予肠外制剂（卡文）1 880mL/d。输注速度均匀，逐渐增加滴速，严格无菌操作，0.5%安多福消毒穿刺口，每天3次，防止静脉炎。

（四）血糖管理

在危重烧伤治疗中，强化血糖调控治疗较常规血糖调控治疗更有利于创面愈合和降低危重患者并发症发生率及死亡率。因此，个体化的血糖管理对烧伤患者尤为重要。患者无糖尿病病史，由于烧伤代谢增强出现胰岛素抵抗而表现为高血糖症，入院后血糖8～16.5mmol/L，每2h测1次血糖，根据患者体重及血糖水平调节胰岛素用量，患者体重60kg，目标血糖值10mmol/L。入院第8天行左上、下肢削痂植皮术后，血糖30.2mmol/L，考虑是烧伤、手术等因素导致的应激性糖尿病，此外，肠外营养也会影响血糖，应加强血糖监测，每小时测1次血糖，适当减慢肠外营养速度，继续根据血糖值动态调节胰岛素用量。在后续治疗中尽量减少葡萄糖在非蛋白热量中所占的比例，根据胃肠道功能情况采取分阶段营养。经过逐步调整、平稳控制，血糖稳定在5.5～9.2mmol/L。

（五）创面的护理

烧伤后容易引起机体各种损害，不论伤后时间早晚，必须用创伤敷料将创面覆盖，临时起到屏障保护作用，并能促进创面愈合，对大面积烧伤尤为重要。躯干及面颈部采用暴露疗法，用0.5%的安多福消毒创面后，用磺胺嘧啶银涂抹，烧伤远红外线仪照射及悬浮床治疗，促进创面的干燥结痂，削痂植皮术后，改用包扎疗法。四肢及手足创面采用包扎疗法，防止感染及创面水分过度蒸发；保持敷料干燥清洁，如有污染渗湿及时更换。注意观察肢端末梢循环，适当抬高双足并保持功能位。

（六）心理护理

患者因病情需要在烧伤ICU治疗，陌生的环境以及烧伤突发的不良刺激，均对患者构成极大的心理应激，容易产生焦虑、紧张等负面情绪。入院后患者精神紧张、躁动不安且不配合治疗，给予心理安慰与鼓励并约束双手腕，防止拔管，约束带松紧适宜，定时松解。患者是一名佛教信仰者，给予每天定时播放佛教音乐，稳定患者情绪。音乐干预能减轻烧伤患者焦虑、抑郁状态，改善负面情绪，提高心理承受能力，增强治疗信心，提高护理效果。1周后，患者焦虑减轻。

三、小结

消化道出血是烧伤常见且严重的并发症，根据消化道出血病因及病情特点实施有效护理，一方面要纠正休克、早期给予胃黏膜保护药及胃肠内营养预防消化道出血，另一方面发现出血时密切观察生命体征、尿量、末梢循环等情况，根据出血量及临床表现实施不同护理，同时及时输血补充血容量，纠正贫血。考虑患者宗教信仰实施有效的心理护理，给予肠内外营养支持，积极护理并发症，根据病情及血糖变化进行个体化的血糖管理，保护创面，预防感染，促进患者早日康复。

第四节 1例特重度烧伤合并肠系膜上动脉综合征的护理

肠系膜上动脉综合征（superior mesenteric artery syndrome，SMAS）由于屈氏韧带过短、肠系膜上动脉起点低位，以及肠系膜上动脉与腹主动脉夹角过小，导致十二指肠水平部受压而引起十二指肠近端梗阻。正常情况下，肠系膜上动脉与腹主动脉夹角内有脂肪垫支撑，保持十二指肠水平段夹在其中不受压迫。由于烧伤后分解代谢旺盛，机体的营养储备大量消耗，患者极度消瘦，短期内出现严重的营养不良，后腹膜脂肪过少，十二指肠与肠系膜上动脉之间的脂肪垫因脂肪丧失而变薄，使肠系膜上动脉与腹主动脉夹角变小，导致SMAS。烧伤合并SMAS在临床上很少见，其发病率不足1%。如果严重烧伤合并SMAS患者不能得到及时有效的救治，会导致多脏器功能不全综合征，威胁到患者的生命。因此，探讨严重烧伤合并SMAS的有效治疗和护理方法，在临床中具有非常重要的意义。广州市红十字会医院烧伤ICU收治了1例因特重度烧伤后合并SMAS的患者，经过精心的救治、及时有效的营养支持及护理，患者救治成功。现将护理工作报告如下。

一、临床资料

患者，男，40岁，因煤气爆炸导致火焰烧伤，伤后5h入当地医院救治，给予补液抗休克、抗感染、四肢焦痂切开、气管切开及相关对症支持治疗，因病情危重于2014年8月31日（伤后第9天）转入广州市红十字会医院烧伤ICU。查体：体温39.0℃，脉搏每分钟140次，呼吸每分钟25次，血压110/65mmHg，创面分布于面颈、躯干、臀部及四肢。实验室检查：白细胞18.36×10⁹/L，红细胞3.31×10⁹/L，血红蛋白81g/L，血小板332×10⁹/L，白蛋白26.4g/L，总蛋白53g/L，钾离子2.8mmol/L，钠离子160mmol/L，氯离子120mmol/L。入院诊断：火焰烧伤92%TBSA Ⅱ ~ Ⅲ度，吸入性损伤，创面脓毒症，双手十指干性坏死。给予呼吸机辅助呼吸、抗感染、抑酸护胃、维护水电解质酸碱平衡、营养支持等对症治疗。于入院第2天（伤后第10天）患者开始出现腹胀、喷射性呕吐，呕吐物为黄绿色胃内容物，呕吐量约600mL，引流量约2 000mL，经计算机断层扫描、腹部平片检查，确诊为SMAS，给予禁食、胃肠减压、更换体位等护理，症状逐渐缓解。半个月后改平卧位进食，无腹胀、呕吐等不适。患者入院第7天，开始逐步分期行清创，自体皮、异体皮移植术，共进行了6次手术，创面愈合后出院。

二、护理

（一）早期持续胃肠减压的护理

SMAS主要有饭后上腹饱胀、喷射性呕吐、呕吐物中含有胆汁等临床症状，患者入院第2天出现腹胀、呕吐症状，当时予禁食、胃肠减压、肛管排气等处理。胃肠减压时妥善固定胃管，保持通畅。避免胃管受压、扭结、折叠，定时挤压管壁，维持有效引流。每班观察和记录引流液的颜色、性质和量，详细记录24h出入量。经禁食及胃肠减压治疗1周后，患者腹胀稍缓解。至入院第15天，患者呕吐已缓解，患者引流量少于300mL/d。当患者胃管引流液清亮时，夹闭引流管未再出现腹胀和呕吐后，予暂停胃肠减压治疗。入院第31天，患者进行第3次手术时又出现呕吐的现象，考虑由围手术期营养消耗过大引起，当时未进行胃肠减压，每隔4h回抽胃潴留液，至入院第40天，患者引流量少于500mL/d。

（二）营养支持

大面积烧伤是一种严重消耗性疾病，烧伤后存在高分解代谢，代谢率为正常人的0.5～2.0倍。一般烧伤越严重，发生营养障碍的可能性越大，且营养不良程度越重，如果不能及时补充所需的营养物质，将严重影响其预后。因此，烧伤患者的营养治疗是烧伤综合治疗的重要措施之一。患者身高165cm，受伤前体重60kg（患者入院时全身肿胀明显，因此无法有效评估患者的真实体重），BMI为22.04，患者伤后在外院治疗1周期间，未进行积极的营养支持，入院时血红蛋白81g/L，白蛋白26.4g/L，总蛋白53g/L。因此，对该患者进行肠内营养与肠外营养相结合的营养支持方式，营养支持所需的量按照重症患者急性应激期每天83.6～104.5J/kg，应激与代谢状态稳定后，按照每天125.4～146.3J/kg进行。

1. 循序渐进的肠内营养护理

《创伤患者营养支持实用处理指南》指出，对于中重度烧伤患者，应尽可能早地开始肠内营养，入院后尽可能早用鼻饲。早期肠内营养可增加内脏血流量，促进胃肠功能的恢复，减少肠道细菌的移位。患者入院第1天，给予留置鼻胃管进行管饲饮食，第2天明显腹胀、喷射性呕吐，给予禁食，但不禁药。入院第7天，置入鼻空肠管进行肠内营养支持，由于鼻空肠管越过受压迫的十二指肠水平段，达到空肠近端，避免胃潴留及食物反流，以达到肠内营养的目的。烧伤早期短肽制剂的应用更有利于肠内营养的实施，因此，将肠内营养乳剂（瑞高）换成容易吸收的富含短肽类蛋白质（多缘康）。入院第9天起，多缘康150mL/d鼻饲，使用营养泵控制输注速度为20～30mL/h，每班定时回抽胃内潴留液。入院第15天，患者腹胀、呕吐症状已缓解，胃肠引流量少于300mL/d，将多缘康增加至300mL/d，患者可耐受，营养泵控制输注速度为30～40mL/h。至入院第20天，患者无腹胀、无呕吐、无胃潴留症状，将多缘康增加至900mL/d，营养泵控制输注速度增加至50mL/h，俯卧位时调至80mL/h；此期间开始给予患者口服少量流质食物，如米汤、蛋花汤、瘦肉汤、牛奶等。进食原则由少到多、少量多餐、循序渐进，以减轻十二指肠张力，逐渐增加患者进食量，增加营养，恢复腹膜后脂肪，增大肠系膜上动脉与腹主动脉的夹角，达到有效治疗的目的。同时观察患者有无再出现腹胀、呕吐及胃潴留症状。入院20天后，患者平均每天的进食量达2 000mL。入院第33天，将多缘康增加至1 200mL/d，营养泵控制输注速度维持在50mL/h，进食原则同上。入院第61天，拔除了鼻空肠管，从鼻胃管进行鼻饲，并将多缘康更换成肠内营养乳剂1 000mL/d进行鼻饲，随后患者完全恢复正常饮食。

2. 营养全面的肠外营养护理

当烧伤患者存在肠内营养的禁忌证或4~5天内不能满足能量需求时，应改用肠外营养。该患者入院时即给予肠外营养治疗，肠外营养5 852~7 106J/d，肠外营养主要成分有葡萄糖、氨基酸、脂肪乳、鱼油脂肪乳、水溶性维生素、脂溶性维生素、多种微量元素等。该方法为患者提供了主要的营养素，增加脂肪的同时也能增加体内蛋白质的含量，有利于氮平衡的恢复及体重的增加，恢复肠系膜上动脉及腹主动脉夹角内脂肪含量，扩大该夹角，达到解除梗阻的目的。频繁的呕吐导致体液丧失及电解质紊乱，注意补充电解质，纠正水、电解质、酸碱平衡紊乱，以达到内环境的稳定状态。给予中心静脉肠外营养输注过程中，合理控制输液速度，避免过快输注导致患者出现出汗、心率加快等不适。输注过程中，密切观察患者生命体征及局部情况，同时观察有无并发症发生，如导管移位、感染、代谢并发症等。经过以上营养支持，患者入院第60天，实验室检查示：血红蛋白108g/L，白蛋白30.6g/L，总蛋白55g/L。

（三）俯卧位护理

由于平卧位时，肠系膜上动脉与腹主动脉的夹角变小，梗阻加重，而更换体位、俯卧位时则可减轻压迫，缓解症状。因此，一经确诊即可在患者耐受的情况下，进行俯卧位治疗。该患者入院时，全身创面较多渗液，入院时即使用悬浮床治疗。该患者确诊为SMAS后，由于入院第7天进行了第1次手术，为了促进术区血液循环，仍使用悬浮床进行治疗，采用悬浮床治疗期间，利用拖拉床单的方法，每隔2~3h变更1次患者的体位并配合背部叩击，进行上肢外展、下肢屈曲或抬高。至入院第13天，患者病情稳定时，才开始使用翻身床治疗，采取俯卧位、仰卧位交替进行，在患者尽可能耐受的情况下，延长患者俯卧位的时间，利用腹腔内脏器和肠管的重力作用，增大肠系膜上动脉与腹主动脉的夹角，缓解对十二指肠水平段的压迫。最初，俯卧位时患者可以坚持4～6h，俯卧位时可加快营养液的泵入速度至80mL/h，每隔2h对患者进行叩背排痰，促进患者肺复张。此时注意观察患者病情变化，由于俯卧位时间较长，患者颜面部容易水肿，因此，在患者额部垫枕并尽可能垫高床头。在患者肠梗阻现象基本缓解时，入院第20天起常规使用翻身床翻身，即每2h翻身1次，俯卧位、仰卧位交替进行，夜间22:00至上午8:00不翻身，给予患者平卧位睡眠。

（四）气道护理

中重度吸入性损伤的患者大小气道内布满黏稠分泌物，若不及时清除脱落的黏膜及坏死组织，很容易诱发感染。此外，若患者鼻饲过快、胃内容物反流、气道护理不当导致误吸可引发肺部感染。因此，气道护理非常重要。该患者予气管切开、呼吸机辅助呼吸，入院第2天出现腹胀及喷射性呕吐时，可从气管套管内及患者口鼻腔内吸出大量的黄绿色分泌物，由腹胀导致胃内容物反流至呼吸道引起。因此，需加强气道的管理防止误吸。首先将气囊维持在30cmH$_2$O的膨胀状态，尽可能防止胃内容物反流，妥善固定气管套管，系带打死结，松紧度以能容纳1个手指为宜。加强吸痰，及时清除呼吸道内分泌物，确保气道通畅，防止肺部感染，操作过程注意无菌原则；此外，注意观察和防止气道堵塞，密切观察患者的意识、心率、血压、脉搏、呼吸等情况。患者入院第59天，开始停止呼吸机辅助呼吸，予气管套管内持续湿化，患者呼吸平稳。

（五）创面护理

烧伤后容易引起机体各种损害，不论伤后时间早晚，必须用创伤敷料将创面覆盖，起到临时屏障保护作用，并能促进创面愈合，对大面积烧伤尤其重要。该患者最初采用暴露疗法，焦痂创面使用0.5%安多福消毒创面后，使用磺胺嘧啶银粉涂创面焦痂，使用烧伤远红外线辐射治疗仪持续照射，并使用悬浮床治疗，使创面早期干燥结痂，防止创面受压而加深创面。切（削）痂植皮术后采用包扎疗法时，观察敷料有无渗血、渗液，观察渗液的颜色、气味，借此间接评估可能感染的菌种。及时更换污染的垫单及床单。四肢包扎时，各指（趾）之间用纱布隔开，便于分泌物引流，防止粘连，指（趾）头外露，注意观察患者的肢端血液循环。定期对患者创面分泌物进行培养及药敏试验，根据试验结果选择抗生素。手术治疗按"先急后缓、先功能位后非功能位"实施切（削）痂植皮术。

综上所述，早期肠内营养和积极的肠外营养支持是预防和治疗SMAS的有效措施。早期肠内营养一方面能滋养肠黏膜上皮细胞，维护肠道屏障功能，防止肠道细菌移位。另一方面，可以降低肠黏膜的高代谢反应，降低SMAS的发生。一旦确诊为SMAS，必须根据本病的临床特点，早期持续胃肠减压，记录引流液的颜色、性质和量，给予肠内营养和肠外营养相结合的营养支持，肠内营养遵循由少到多、循序渐进的原则。在患者耐受情况下，尽可能取俯卧位，注意在患者额部垫枕并尽可能垫高床头，加强气道的管理防止误吸，注意保护创面，预防创面感染。

第五节　1例大面积烧伤合并毛霉菌感染患者的护理

毛霉菌是一种临床少见而致命的条件致病性真菌，易黏附和穿透血管内皮细胞，引起病情急剧恶化。该菌主要侵入血管内形成血栓，引起血管阻塞和梗死。在烧伤患者所感染的菌种中，真菌远少于细菌，而毛霉菌又在真菌感染中少见。

创伤患者毛霉菌感染的死亡率达50%～100%。广州市红十字会医院烧伤科于2013年9月29日收治1例大面积烧伤合并毛霉菌感染的患者，治疗后创面愈合，真菌培养阴性，康复出院，现将护理体会报道如下。

一、临床资料

患者，男，31岁，因"火焰烧伤全身多处2h"2013年9月29日入院。患者因电线短路引起火灾导致头部、面颈部、躯干及四肢等多处烧伤、软组织基底较苍白，质地较硬，疼痛不敏感，伴有渗液，右上肢肿胀明显，伴有麻木感，远端血运欠佳，四肢肢端冷。呼吸急促，声音嘶哑，双侧眼角膜苍白，对光反射存在，红色血尿。白细胞43.6×10^9/L，血小板443×10^9/L，尿素14.5mmol/L，肌酐221μmol/L，总蛋白34g/L，白蛋白22.6g/L，凝血酶原时间14.7s。初步诊断：全身大面积烧伤，低血容量性休克，吸入性损伤、右前臂筋膜室综合征，双眼灼伤，肾挫裂伤，头颅外伤、脑挫裂伤，多处皮肤软组织挫裂伤。入院当日行气管切开术+深静脉穿刺置管术+烧伤焦痂植皮术+清创植皮术，入院4～26天后行全身多处切痂自体及生物敷料覆盖术，26天后烧伤焦痂下见较多散在斑状霉烂组织（霉菌样斑点，直径2～3cm），深达深筋膜层，细菌培养提示毛霉菌感染。32天拆开异体皮见躯干创面散在斑点状组织坏死，37天后每天予碳酸氢钠湿敷创面，用两性霉素B脂质体进行治疗。41天后残余创面行自（异）体皮植皮术4次，60天后连续3天创面培养阴性，解除隔离。80天后患者创面基本愈合，于2013年12月19日出院。

二、护理

（一）创面护理

1. 早期创面护理

该例患者入院后采用悬浮床和大型烧伤辐射治疗仪治疗促进创面生长。26天后患者大部分创面腐皮已脱落，基底较苍白，质地较硬，创面采用磺胺嘧啶银粉混悬液外涂并进行包扎治疗，术后植皮区采用0.1%安多福外敷包扎治疗。27天后患者躯干异体皮见散在斑点状软化，可扪及异体皮下少量积液样，拆除异体皮后见创面坑状坏死组织，予清创躯干前后两侧的异体皮，留取创面坏死组织标本培养检查，并与达克宁+磺胺嘧啶银乳膏外涂创面，患者局部真菌感染病灶有所减少，但全身脓毒症无明显减轻。

2. 毛霉菌感染的创面护理

毛霉菌感染是大面积烧伤患者少见但凶险的感染性疾病，具有快速进展的特点，预后差，病死率极高。保持环境和创面干燥，尽早手术切痂植皮、封闭创面，去除毛霉菌定植场所，确诊感染后立即手术、彻底清创、正确使用抗真菌药物是改善预后的关键。对创面清除局部感染灶为主，用碳酸氢钠湿敷改变毛霉菌生长环境，再用两性霉素B脂质体外敷。该例患者37天后躯干创面见斑点状组织坏死，触之易出血，每天予碳酸氢钠（注射用水比例1：3混合），对创面进行湿敷，创面变碱性环境，改善毛霉菌生长环境，创面用无菌剪刀慢慢清除坏死组织，用止血钳在毛霉菌感染灶拔除真菌丛，再用碳酸氢钠混合水冲洗，最后用两性霉素B脂质体10mg加入200mL注射用水中并用小方纱浸湿予创面快速单层外敷，外敷创面后立即予灼伤纱覆盖创面，避免两性霉素B脂质体挥发和避光。术后取皮区予红外线照射促进生长，术区予重组生长因子喷剂促进皮片生长，逐渐减少两性霉素B脂质体的剂量，第60天创面培养阴性，连续3天细菌培养阴性停用。

3. 康复期创面护理

患者躯干皮片覆盖良好，63%创面愈合，小部分填充周围创面，创面肉芽组织尚好，易出血创面用明胶海绵止血，大部分创面予10%氯化钠高渗液湿敷后予磺胺嘧啶银粉外敷治疗绿脓杆菌感染及肉芽组织。术区的皮片仍予重组生长因子喷剂促进皮片生长，0.5%安多福外敷包扎。患者治疗第80天创面基本愈合。

（二）消毒隔离

烧伤患者由于皮肤屏障的丧失，创面渗出液、坏死组织等为毛霉菌等微生物提供定植和繁殖的生存环境，对毛霉菌感染抵抗力下降，易致毛霉菌等真菌多部位、多系统的全身感染。消毒隔离是避免多部位、多系统感染的首要措施。①环境消毒。单人单间，24h通风，每2h动态杀菌机消毒1次。2 000mg/L含氯消毒液拖地每天2次，每次换药后立即用2 000mg/L含氯消毒液拖地。窗帘易储存细菌，拆除窗帘，改用粘贴磨砂避光玻璃纸。②医疗设备和器械的消毒隔离。为避免交叉感染，用医用消毒液湿巾或75%酒精抹洗仪器，含氯消毒液擦洗物品2次，擦洗各种仪器过滤网，浸泡止血钳、剪刀等半小时，清洗后再送供应室消毒。③人员消毒隔离。进入病房穿隔离衣，戴口罩（进行吸痰时戴双层口罩）、帽子、手套。病房门口放置含氯消毒垫巾，进出消毒鞋底，每天更换消毒垫巾2次，减少进病房次数。责任护士协助换药者，换药后更换所有防护用品（口罩、帽子、隔离衣等）送消毒、灭菌，勤洗手，每次操作前后用快速手消毒液加七步洗手法洗手。限制进入病房探视，探视人员每次更换一次性防渗隔离衣，戴帽子、口罩和穿鞋套。

（三）呼吸道管理

毛霉菌易经鼻道吸入，经口腔、气管套管途径进入呼吸道，并侵占肺部，黏附和穿透血管内皮细胞，引起病情急剧进展。该例患者入院后呼吸急促，X线显示肺部两侧肺野增粗，予氨溴索90mg静脉注射，可必特+普米克令舒雾化吸入，每天3次，行气管切开术，并予呼吸机辅助通气，保持呼吸道通畅和湿化，及时吸痰。每次使用吸痰管吸取气管套管内、口、鼻腔不同部位分泌物时，更换吸痰管，避免各部位交叉。气管套管内吸痰前，用安尔碘消毒棉签依次消毒气管套管前端开口处。吸痰完毕手套包裹吸痰管放到医疗垃圾桶，避免外漏污染周围环境。气管切开处用3%过氧化氢溶液、0.9%生理盐水和0.5%安多福棉球消毒，并用含有0.5%的安多福纺纱覆盖气管切开处，每天3次。该例患者出院X线显示肺部两侧肺野清晰，肺纹理走向分布规则，未见实质性病变。

（四）用药观察和护理

该例患者大面积烧伤合并毛霉菌感染，正确合理使用抗菌药物，密切关注药物副作用和不良反应十分重要。该例患者早期采用万古霉素500mg 每6h使用1次，泰能1g 每6h使用1次，该例患者13天后创面培养和痰培养为绿脓杆菌感染，停万古霉素为替考拉宁200mg 每12h使用1次，停泰能改用左氧氟沙星0.3g 每12h使用1次，联合氟康唑200mg 每天1次抗感染。临床上常用两性霉素B脂质体治疗毛霉菌感染，能有效控制毛霉菌的感染，但对肾脏、肝脏的损害较大，因此使用两性霉素B脂质体外敷及联合静脉推注，用药量需从安全剂量开始逐日增加至维持量后再缓慢减少再停止使用。两性霉素B脂质体需避光注射，持续24h用药，先予注射用水稀释后再加入5%葡萄糖溶液，予微量泵缓慢推注，严格控制输注速度。从小剂量缓慢增加至药物稳定量。严密观察患者用药后有无发热、寒战、胸闷、头痛、食欲不振、恶心、呕吐、心率加快、静脉炎等不良反应。该例患者未发生以上不良反应。

（五）营养支持

该例患者入院后，由于烧伤创面大，消耗和代谢快，予肠内外营养支持，鼻饲过程中注意观察患者的生命体征及腹部、大便的情况。口服与鼻饲时遵循由少到多的原则，鼻饲液予营养泵缓慢滴注，并根据患者的情况及时进行调整。鼓励患者在清醒和病情稳定情况下经口进食，并遵循少量多餐的原则，予易消化、高维生素、高蛋白质的食物。经营养支持，60天后该例患者白蛋白由入院的28g/L上升至34g/L。

（六）心理护理

由于严重烧伤后造成的容貌毁损、瘢痕增生、四肢功能障碍等使重度烧伤患者的心理问题长时间持续甚至相伴终生，从而严重影响其生活质量。因此，做好患者的心理护理，取得患者及其家属的信任，患者烦躁不安时给予应用地西泮、力月西等改善睡眠和焦虑的药物。该例患者出院前心情平和，较积极配合康复锻炼。

三、小结

毛霉菌是一种临床而致命的条件致病性真菌，易黏附和穿透血管内皮细胞，引起病情急剧变化。因此，毛霉菌感染应立即予全面消毒隔离，同时注意营养支持及呼吸道护理，发生毛霉菌感染后立即手术、彻底清创、正确使用抗真菌药物、消毒隔离是改善毛霉菌感染预后的关键。在毛霉菌感染创面采用碳酸氢钠湿敷改善环境后再用两性霉素B进行湿敷处理，但毛霉菌感染有效药物单一，药物不良反应大，因此预防不良反应发生，做好严密监测病情并根据创面愈合情况逐级递减用药量至细菌培养阴性十分重要。

参考文献

［1］李孝建. 烧伤专科重症监护病房建设和管理的实践与思考[J]. 中华烧伤杂志，2018，34（3）：136-139.

［2］中华医学会重症医学分会. 中国重症加强治疗病房（ICU）建设与管理指南：2006 [J]. 中国危重病急救医学，2006，18（7）：387-388.

［3］中国老年医学学会烧创伤分会，中国医师协会中国创面修复科标准化建设专家委员会. 烧伤科护士职业标准的全国专家共识[J]. 中华损伤与修复杂志（电子版），2020，15（4）：252-255.

［4］练巧兰，欧阳红莲. 成人ICU患者探视管理研究进展[J]. 护理学报，2020，27（11）：21-25.

［5］郑建美，周红娟，金峆连，等. 烧伤科病房实施半开放管理的可行性分析[J]. 护理与康复，2013，12（12）：1168-1169.

［6］梁江淑渊，曾妃. ICU高频接触物体表面多重耐药菌感染及控制的研究进展[J]. 护理研究，2020，34（11）：1930-1934.

［7］董宏亮，索瑶，周丹，等. 一种干雾消毒机用于重症监护病房终末消毒的效果观察[J]. 中国消毒学志，2020，37（2）：95-97.

［8］彭文婷，黄艳楠，冯慧梅. 不同消毒方法在ICU床单位终末消毒中的效果研究[J]. 实用临床护理学电子杂志，2020，5（26）：123.

［9］吴巍巍，蔡夺，程丹，等. 两种消毒方法对烧伤患者使用悬浮床滤单终末消毒效果的比较研究[J]. 中华烧伤杂志，2018，34（6）：404-406.

［10］张明旭. 医用悬浮床质量控制研究[J]. 中国医疗设备，2017，32（7）：38-40，93.

［11］朱威，徐佳，陆远强. 《2020年美国心脏协会心肺复苏及心血管急救指南》成人生命支持部分建议内容分析[J]. 中华危重症医学杂志（电子版），2020，13（5）：379-381.

［12］李玖军. 《2018美国心脏协会心肺复苏及心血管急救指南更新：儿童高级生命

支持部分》解读[J]. 中国实用儿科杂志，2019，34（2）：94-96，139.

［13］中国医师协会急诊医师分会，中国医师协会急诊医师分会循环与血流动力学学组，中华医学会急诊医学分会，等. 中心静脉压急诊临床应用中国专家共识：2020 [J]. 中国急救医学，2020，40（5）：369-376.

［14］中国老年医学学会烧创伤分会. 脉搏轮廓心排血量监测技术在严重烧伤治疗中应用的全国专家共识：2018版[J]. 中华烧伤杂志，2018，34（11）：776-781.

［15］中华医学会重症医学分会. 机械通气临床应用指南：2006 [J]. 中国危重病急救医学，2007，19（2）：65-72.

［16］中国老年医学学会烧创伤分会. 吸入性损伤临床诊疗全国专家共识：2018版[J]. 中华烧伤杂志，2018，34（11）：770-775.

［17］王星利. 连续性血液净化在重度烧伤脓毒症患者中的应用效果分析[J]. 中国烧伤创疡杂志，2020，32（6）：403-405.

［18］李洪娜，夏莹，刘桂英，等. 体外膜肺氧合联合连续性肾脏替代治疗的护理进展[J]. 中华现代护理杂志，2019，25（25）：3296-3300.

［19］吴巍巍，蔡夺，程丹，等. 烧伤翻身床的改进及应用研究[J]. 中华护理杂志，2015，50（4）：482-484.

［20］韦静，曾丽珍，徐玲. 重度烧伤病人卧悬浮床期间的循证护理[J]. 中国伤残医学，2020，28（22）：87-89.

［21］闫曼曼，王淑君，鲁虹言. 烧伤科仪器设备的专科化管理[J]. 护理学报，2019，26（24）：9-10.

［22］林珊，陈雅娥，黄小玲. 光子治疗仪在治疗浅Ⅱ°烧伤患者中的应用[J]. 护理实践与研究，2016，13（7）：129-130.

［23］陈华亮，王怡，庞珍，等. 基于专利分析的输液泵在战创伤救治中应用的研究进展[J]. 转化医学杂志，2020，9（5）：318-320，封3.

［24］刘亚玲，张蕾，任梓齐，等. 高气压环境下注射泵安全性及准确性研究[J]. 中华物理医学与康复杂志，2020，42（10）：934-936.

［25］吴倩芬. 佰通LINK-2008肠内营养泵的常见故障与维修[J]. 医疗装备，2019，32（1）：148-149.

［26］中国医师协会烧伤科医师分会，中华医学会烧伤外科学分会. 成批严重烧伤

员的转运方案：2016版[J]. 中华烧伤杂志，2016，32（8）：449-451.

［27］陈旭，覃凤均，梁云，等. 固定翼医疗专机在成批严重烧伤伤员长途转运中的
应用经验[J]. 中华烧伤杂志，2018，34（8）：529-531.

［28］潘泽平，荆银磊，李明，等. 吸入性损伤对大面积烧伤患者休克期液体复苏的
影响[J]. 中华烧伤杂志，2020，36（5）：370-377.

［29］柴家科. 实用烧伤外科学[M]. 北京：人民军医出版社，2014.

［30］中国老年医学学会烧创伤分会. 烧伤休克防治全国专家共识：2020版[J]. 中华
烧伤杂志，2020，36（9）：786-792.

［31］中国老年医学学会烧创伤分会. 烧伤患者气管切开置管全国专家共识：2018版
[J]. 中华创伤杂志，2018，34（11）：983-987.

［32］王强，朱典勇，于磊，等. 环甲膜与气管前壁穿刺联合气管切开术在烧伤患者
喉头水肿急救中的应用[J]. 中华烧伤杂志，2019，35（11）：811-813.

［33］刘雅萍. 纤维支气管镜引导下行床边经皮气管切开术的配合体会[J]. 中国急救
医学，2018，38（z2）：213.

［34］邹小梅，周琴，魏林立，等. 一种新型抗菌多用贴的制作与应用[J]. 中华现代
护理杂志，2016，22（13）：1913.

［35］程雨虹，孟美芬，陈丽娟，等. 烧伤合并吸入性损伤患者气管切开管理的最佳
证据总结[J]. 中华护理杂志，2020，55（7）：1084-1090.

［36］张小丽，陈婷婷. ICU机械通气意外拔管患者高危因素分析及处理[J]. 护理实
践与研究，2015，（2）：27-28.

［37］汪桂亮，刘亚云. 声门下吸引配合不同冲洗液对预防VAP效果观察[J]. 护理实
践与研究，2018，15（4）：126-127.

［38］张金秋，刘钰，潘菲，等. 人工气道气囊压力影响因素及监测方法的研究进展
[J]. 中华现代护理杂志，2020，26（30）：4161-4165.

［39］中华医学会呼吸病学分会呼吸治疗学组. 人工气道气囊的管理专家共识：草案
[J]. 中华结核和呼吸杂志，2014，37（11）：816-819.

［40］杨学林. 洗发露联合充气浴池式浸浴疗法在大面积烧伤治疗中的应用[J]. 中国
伤残医学，2020，28（2）：10-11.

［41］王霞，王娅，杨红兰，等. 烧伤专科设置烧伤换药护士岗位的临床意义及管理
体会[J]. 中国烧伤创疡杂志，2017，29（4）：249-251.

［42］中华医学会烧伤外科学分会，《中华烧伤杂志》编辑委员会. 负压封闭引流技术在烧伤外科应用的全国专家共识：2017版[J]. 中华烧伤杂志，2017，33（3）：129-135.

［43］孙业祥. 烧伤感染的诊治进展[J]. 中国烧伤创疡杂志，2019，31（3）：186-191.

［44］高戈，冯喆，常志刚，等. 2012国际严重脓毒症及脓毒性休克诊疗指南[J]. 中华危重病急救医学，2013，25（8）：501-505.

［45］杨芳，方瑶，韩志武. 改良口腔护理方法对机械通气患者口腔卫生状况及呼吸机相关肺炎发生率的影响[J]. 第三军医大学学报，2020，42（2）：215-218，封3.

［46］李娟，李娜，付伟，等. 银离子敷料对重症烧伤患者中心静脉导管相关感染的影响[J]. 中华烧伤杂志，2020，36（8）：698-703.

［47］彭刚艺，刘雪琴. 临床护理技术规范：基础篇[M]. 2版. 广州：广东科技出版社，2013.

［48］中国医师协会检验医师分会儿科疾病检验医学专家委员会. 儿童血培养规范化标本采集的中国专家共识[J]. 中华检验医学杂志，2020，43（5）：547-552.

［49］中华医学会检验医学分会. 临床微生物学血培养操作规范［J］. 中华检验医学杂志，2004，27（2）：124-126.

［50］张莹，寇京莉，张佟，等. 胃管线绳一体化固定方法在老年留置胃管病人中的应用[J]. 实用老年医学，2020，34（8）：859-861.

［51］杨柳，王史辉，曾凤. 面部烧伤病人两种鼻胃管固定方法的效果比较[J]. 肠外与肠内营养，2017，24（1）：62-64.

［52］周丽萍，庄一渝，吴俊，等. 双系带式经口气管插管固定法效果观察[J]. 中华急诊医学杂志，2015，24（3）：331-332.

［53］殷晓俊，毛裕明，丁晓娣. 气管切开固定带的研制与应用[J]. 浙江临床医学，2019，（6）：865.

［54］孙红，王蕾，聂圣肖，等. 《临床静脉导管维护操作专家共识》解读[J]. 中华现代护理杂志，2020，26（36）：5004-5010.

［55］林丽，李文艳，刘菲，等. 改良外周静脉留置针贴膜及其固定方法在临床中的应用[J]. 江西医药，2020，55（4）：447-448，473.

[56] 黄芳芳，程炎芳，戴启凤，等. 给氧湿化二通接头用于中重度吸入性损伤的效果探讨[J]. 医疗卫生装备，2017，38（1）：78-80.

[57] 萧捷捷. 改良鼻导管固定方法在人工气道患者中的应用[J]. 浙江临床医学，2019，21（8）：1150-1151.

[58] 卢福长，沈鸣雁，沈涛，等. 成人重度烧伤术后低体温复温的证据总结[J]. 中华烧伤杂志，2020，36（7）：582-586.

[59] 古兰，王玲，苗文，等. 综合保温措施对大面积烧伤切痂植皮术患者围手术期治疗效果的影响[J]. 中华烧伤杂志，2020，36（11）：1060-1064.

[60] 吕广平，陶白江，曾丁，等. 中大面积烧伤患者术后低体温的防治[J]. 中华损伤与修复杂志（电子版），2020，15（4）：308-311.

[61] 翟凤英，王春艳. 供皮区创面治疗方法的研究现状[J]. 护理研究，2020，34（6）：1038-1041.

[62] 孙乔，张腾松，关纯，等. 不同营养评估工具在ICU患者营养状况评估中的应用比较[J]. 中华危重病急救医学，2020，32（1）：72-77.

[63] 彭曦. 烧伤临床营养新视角[J]. 中华烧伤杂志，2019，35（5）：321-325.

[64] 杨丽，孟宪熙，唐寒芬，等. 重度烧伤患者肠内营养护理规范的循证实践[J]. 中华烧伤杂志，2017，33（1）：53-55.

[65] 李娟，李娜，付伟，等. 银离子敷料对重症烧伤患者中心静脉导管相关感染的影响[J]. 中华烧伤杂志，2020，36（8）：698-703.

[66] 徐红霞，封凤，胥喆，等. 1例上腔静脉置换患者经上肢PICC置管的护理[J]. 中华护理杂志，2020，55（1）：127-130.

[67] 楚歆，常志刚，李鹏，等. 补充性肠外营养对重症患者预后影响的荟萃分析[J]. 中华烧伤杂志，2020，36（8）：710-717.

[68] 胡大海，易南，朱雄翔. 实用烧伤康复治疗学[M]. 北京：人民卫生出版社，2015.

[69] 赵海洋，王洪涛，周琴，等. 静态进展性踝足矫形器的设计与应用[J]. 中华烧伤杂志，2020，36（7）：612-614.

[70] 晏娜，许翠玲，黄蓉蓉，等. 一种烧伤后防虎口畸形改进型矫形器的设计与应用[J]. 医疗卫生装备，2020，41（6）：103-105.

[71] 张黎黎，王九萍，赵海洋. 简易静态进展性腕手矫形器的研发与应用[J]. 中华

现代护理杂志，2020，26（3）：292.

［72］中华医学会外科学分会血管外科学组. 深静脉血栓形成的诊断和治疗指南：第
2版[J]. 中华外科杂志，2012，50（7）：611-614.

［73］中华医学会心血管病学分会肺血管病学组，中国医师协会心血管内科医师分
会. 急性肺血栓栓塞症诊断治疗中国专家共识[J]. 中华内科杂志，2010，49
（1）：74-81.

［74］中国老年医学学会烧创伤分会. 烧伤儿童心理康复治疗全国专家共识：2020版
[J]. 中华烧伤杂志，2020，36（11）：987-992.

［75］吴军. 烧伤康复治疗学 [M]. 北京：人民卫生出版社，2015.

［76］孙林利，陈丽娟，程雨虹，等. 2018年《ISBI烧伤处理实践指南：第2部分》
解读[J]. 护理研究，2020，34（8）：1305-1310.

［77］邹小梅，周琴，罗旭芳，等. 一例高压电致全身多处毁损伤患者的护理[J]. 中
华烧伤杂志，2016，32（5）：314-315.

［78］许男，刘蕊，陈莹，等. 我国小儿高热惊厥急救护理发展[J]. 中国急救复苏与
灾害医学杂志，2020，15（1）：118-120.

［79］吴巍巍，初喆，张晶晶，等. 重度烧伤患儿肠内营养护理现状[J]. 中华护理杂
志，2013，48（7）：661-663.

［80］江政英，闵定宏，郭光华. 老年烧伤治疗研究进展[J]. 中华烧伤杂志，2017，
33（4）：251-254.

［81］余惠，陈丽映，李孝建. 分阶段气道护理在重度吸入性损伤患者中的应用[J].
护士进修杂志，2020，35（17）：1604-1606.

［82］林晓明，余惠，赵淑婷，等. 特重度化学烧伤并发深静脉血栓患者的护理[J].
广东医学（增刊），2018，39：34.

［83］梁宁宁，谭惠仪，陈丽映，等. 1例特重度烧伤并发消化道出血患者的护理[J].
护理实践与研究，2017，14（23）：156-157.

［84］余惠，罗显利，陈丽映. 1例特重度烧伤合并肠系膜上动脉综合征的护理[J].
中华护理杂志，2016，51（7）：890-892.

［85］罗显利，陈丽映，潘丽沁，等. 1例大面积烧伤合并毛霉菌感染患者的护理[J].
现代临床护理，2015，14（3）：79-81.